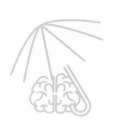
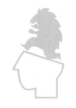
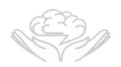

NOW I KNOW
无师自通
心理调节

磨剑／著

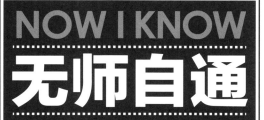

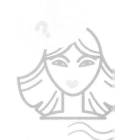

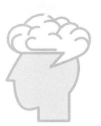

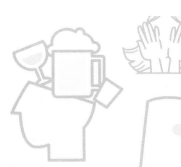

中国法制出版社

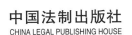

CHINA LEGAL PUBLISHING HOUSE

超实用的心理调节书

做白日梦可以缓解心理压力，自言自语能够稳定情绪，好心情可以"吃"出来……这些心理调节技巧你知道吗？对长期伏案工作的人来说，办公室应该粉刷成什么颜色？在我们的心里真的潜藏着一个受伤的小孩吗？昂首挺胸、面带微笑可以改变自己的心情吗？

对我们来说，掌握一定的心理调节技巧是保持健康心态，从容面对工作、生活的一种必需。沉重的生活压力、紧张的工作节奏，使每个人都不同程度地面对着形形色色的心理问题——心浮气躁、期望值过高、心情抑郁、精神高度紧张、心胸狭隘、遇事喜欢钻牛角尖、容易冲动、缺乏自制力、既自卑又虚荣、喜欢猜疑、报复心强、神经衰弱、充满挫折感……凡此种种成了我们不可承受之重。

难道苦真的是人生底色，乐只是点缀其上的花瓣？不，快乐可以成为人生的主色调。我们来到这个世界，追求的是心灵的充实、愉悦和人生的幸福。不快乐的人生，即便拥有万贯家财、无穷权势，也是失败的人生。而开启命运之门的抓手、释放生命潜能的按钮就是我们的心。一个可以游刃有余地驾驭自己心灵的人，是幸福的，也是强大的。

本书讲到的心理调节方法是很多人的经验和智慧的结晶，就像散落在海滩上的美丽贝壳，被作者收集到一起。或许你由于工作繁忙、时间仓促，没有时间去海滩漫步，那就从这些贝壳里倾听大海的涛声和心灵的秘密吧！

你可以把这本书当作心灵的伴侣。它可以白天陪你一起出行，夜晚守在你的书房里或者床榻旁，与你推心置腹地交谈，告诉你缓解心理压力的方法和走出心灵沼泽的捷径，用睿智的言语启发你轻松获得精神的满足和快乐。

目录

Contents

第一篇　情　绪

冲动像洪水一样会冲垮人的理智，让人做出不可思议的蠢事，所以克制冲动变得十分重要。克制是一种既能战胜自己，也能战胜别人的武器。

英国诗人弥尔顿说："一个人如果能够控制自己的激情、烦恼和恐惧，那他就胜过国王。"一个拥有强大自制力的人，能够控制内心的情绪和行为，掌控强大的内心世界，使人生具备无限的生机和可能。

人的音调会对自身起到镇静的作用，从而产生一种心理上的安全感。在紧张时，大声与自己对话，有助于理顺大脑中混乱的思绪；将恐惧和忧虑宣泄出来，使心中的压力获得合理疏解，从而有助于实现心理平衡。

较长距离的散步——通常以 2 ~ 3 公里为宜，有助于调整大脑皮层的兴奋和抑制过程。体育锻炼可以在大脑皮质的相应区域建立优势中心，促使那些"过于疲劳的区域"尽快得到休息，使神经系统处于最佳状态，是缓和神经系统过度疲劳的"松弛剂"。

古罗马诗人奥维德在《变形记》中描写了一个"嫉妒"的拟人形象——因维迪亚。因维迪亚不知道什么叫欢乐，只有在目睹别人的痛苦时她才会欢笑。每当看到成功或者幸运降临到他人身上时，她便会气急攻心而一病不起。她在吞噬别人的同时，自己也饱受伤害。从某种程度上说，她就是自己的酷刑。

黑格尔说："自卑往往伴随着懈怠。"现实生活中，自卑会将一个人的雄心壮志消磨得一干二净，使他自暴自弃。只有摆脱自卑的困扰，昂首挺胸面对世界、面对人生、面对他人，才有可能为自己打开一扇新的窗户，开启一段新的旅程，达到一个新的顶峰。

　　紧张时人们通常会自我安慰说："别紧张，没有什么大不了的！"然而，这种办法只会使人感到更加不安。因为这是在和自己的思维抗衡，会给自己制造更大的紧张感，正所谓"情绪如潮，越堵越高"。

第二篇　智　慧

　　每个人都有缺陷和不足，如果总是盯住自己和他人的不足，或者拿自己的短处与别人的长处作无谓的比较，人生就会是痛苦的。坦然面对人生的缺陷，我们才能在内心的平静中度过愉悦的每一天。

　　在现实生活当中，无论你付出了多大努力，就算觉得自己已经做到完美，也总是会有人不喜欢你。这是因为每个人都有自己的价值观。我们无法要求所有人都赞同自己的观点，我们也无法抹杀所有人的思想，就如同别人也没有办法让我们赞同他们的所有观念一样。因此，不必苛求自己，更不要因为别人的看法而迷失自我。

　　观察自己，包括那些不经意间的一举一动，透过举止洞察自己的内心世界，例如，为什么在听到批评时你会变得激动和愤怒？为什么不能冷静地看待自己和周围的人？只有了解自己的外在行为和内心世界，才是真正了解自己。

　　现实生活中，你的情绪是由看待问题的角度决定的。如果总是从一个方面看待某个问题，在不转换思维方式的情况下，或许你看到的永远都是"不幸"或者"倒霉"。"幸运的人总幸运，倒霉的人总倒霉"便是这样一个道理。

心理学家曾经请来一些抑郁症患者，让他们采取不同的姿势，患者的感觉也随之发生了微妙的变化。

倾诉可以使不良情绪得到宣泄，但是这种不良情绪也有可能会影响到听者。所以在选择倾诉对象时，要充分考虑到倾诉是否会造成对方的困扰，从而选择合适的倾诉对象。

偏执的人头脑中的非理性观念占优势地位，喜欢走极端。所以，想要改变偏执行为，必须先理性地分析自己的非理性观念。

拖延和懒惰是一种常见的意志缺陷，同时也是一种难以根除的心理隐患。喜欢拖延的人往往意志薄弱，惧怕艰苦的工作，缺少对自我的约束能力。也许在他们心里有一个模糊的目标，但是对于这个目标，他们往往缺乏可执行的计划。

巴尔扎克曾经说过："挫折和不幸，是天才的晋身之阶；信徒的洗礼之水；能人的无价之宝；弱者的无底深渊。"挫折就像一把双刃剑，它既能让你变得成熟，也能让你的人生毁灭。适度的挫折可以驱散人们的惰性，让人奋进。因此，如何面对挫折、克服挫折，走向成功，是摆在每个人面前的现实问题。

爱慕虚荣的人喜欢说谎，谎言可以让他们空虚的心灵获得片刻的安慰。但是维系一个谎言必定需要更多的谎言，为了堵上前一个谎言留下的漏洞，便不得不去编造另一个谎言。于是谎言越来越多，漏洞也越来越大，到最后弄得自己身心疲惫。

焦虑不安、优柔寡断、敏感多疑、依赖性强，做事情任性、虎头蛇尾、以自我为中心，这些心理和性格缺陷是可以"吃"掉的；轻松愉快的好心情也是可以"吃"出来的。

疲倦时，坐在舒服的椅子上，读着那些让自己感到放松并且兴趣盎然的书，会使自己忘掉一切烦恼，褪去尘世的疲惫。

人生如一叶扁舟，如果负载太多，必将无法远行。只有将心灵的包袱卸下来，清理你的行囊，让它尽量轻便、简单，我们才能得到孩童般纯真的快乐。

意识有时会欺骗我们，但潜意识却永远忠于我们最真实的内心。梦是潜意识的完美体现，是我们与潜意识沟通的最便捷渠道，不做梦的人便会失去了解自己潜意识的机会。所以，让我们从现在做起，学会洞悉自己梦境里的真实。

一旦惊觉自己沉迷往事时，要立刻打断这种思绪，强迫自己做运动，吼叫一两声或是放一些振奋人心的音乐，来抑制和切断悲伤的思绪。这便是对付失恋颇有成效的"思考中断法"。

第三篇 事 业 篇

一、克服社交恐惧 / 114

现在请回想一下你的同事昨天穿什么衣服、做了什么事情、说了什么话。是不是一片茫然？此时才发现自己并没有注意到这些，就像别人不会过度关注你一样。因此在日常生活中，不必时时刻刻去计较自己在他人心中的形象，而是将自己的注意力更多地集中在需要完成的工作上。

二、你有"上班恐惧症"吗？ / 116

克服"上班恐惧症"，重在保持心态的平衡，要适时地转换角色，如在假期结束前的最后一天，从休息的状态中走出来，做一些上班前的准备工作，使自己的情绪适度紧张，将有益于尽快进入工作状态。

三、从"小心眼儿"里钻出来 / 118

雨果说过："世上最宽阔的是海洋，比海洋宽阔的是天空，比天空更宽阔的就是人的胸怀。""小心眼儿"只会让我们走进人生的死胡同，错过很多美好。其实，人们只要多一些分享的心态，便会经历更多、更美、更精彩的风景。

四、让自己充实起来 / 121

工作是排遣精神空虚的好办法。当一个人全身心地投入工作中，就会感到无比充实。除此之外，通过工作人们还会看到自身的价值，从而让人生充满希望和成就感。

五、遇到"资讯焦虑"怎么办？ / 123

当前世界是一个信息社会，当那些形形色色的信息如潮水般向你涌来时，你是否有过类似的感受：信息太多，看不完；有好多想看的，不知道该看哪些；看了半天，不知道自己到底在看什么；看得越多，忘得越多；

不该看的费了好多时间看，该看的却没看；看了一堆和自己生活完全无关的文章或报道……这些现象都是"资讯焦虑"不同程度、不同形式的表现。

中国有句古话，"家家有本难念的经"。在这个世界上，只有很少的一部分人会完全满意自己的工作。富兰克林曾经说过："最幸福的不是找到自己所喜欢的工作，而是喜欢上自己的工作。"

实际上，工作压力来源于工作过程中产生的糟糕感，而非工作本身。因此，调整工作的时间、环境和内容都不是行之有效的方法。要想缓解工作压力，首先要做的就是调整对工作的感觉。将那些引起焦虑的感觉变为欣赏和劲头十足的感觉，这才是改变工作状态的关键，也就是说我们要善于从工作中找到成就感。

弗洛姆在《逃避自由》中提到，当人们面对太多的自由选择时，反而会不知所措，会觉得拥有选择比放弃选择还要难，于是便放弃选择，逃到没有自由选择的环境中，以寻求心理上的安全。

当一个人掉进猜疑的心理陷阱之后，必然会对他人失去信任。例如，看到有人背着他讲话，便怀疑人家在说他坏话；领导对他的态度冷淡了一些，就会觉得领导对他有了看法等。如果不能及时地阻止这种不良情绪的发展，便会由怀疑他人进一步变为怀疑自己、否定自己，从而失去自信。

报复心理是对自己内心的一种摧残。在实施报复以前，报复者要花许多时间来构思报复的途径和方式，幻想报复的场景，在这样一种幻想中，自己的心理就容易朝着一种畸形的状态发展。也许，起初只是一个微不足道的报复念头，最后会演变成一场可怕的灾难，并最终导致一个人的彻底毁灭。

响很坏，可就是没法放弃，总是在重蹈覆辙。如果这些表现在你身上都存在，那么说明，你已经在依赖的边沿徘徊了。

做事要顺其自然，当一件事情做好以后，便不再去想它。经过一段时间的强化训练，强迫行为就会慢慢被纠正。

《哈利·波特》的作者罗琳落魄的时候，一直有一个支撑她生存下去的幻想——她设想自己在一个商店里，把自己的名片递给任何一个人，他们就会告诉她，她写的是他们最喜欢的书。正是这种奇妙的景象给了她勇气和动力，使她能够写出世界超级畅销书《哈利·波特》，从而跻身亿万富翁的行列。

丘吉尔一生中最后也是最精彩的一次演讲，是在剑桥大学的一次毕业典礼上，当时整个会场有上万名学生等候着他的出现，他在助手的陪同下安静地走进了会场，慢慢地走上讲台。他默默地注视着台下的听众，过了整整一分钟，丘吉尔终于说了句"永不放弃！"之后，便走下了讲台，离开了会场。一分钟后，掌声雷动。

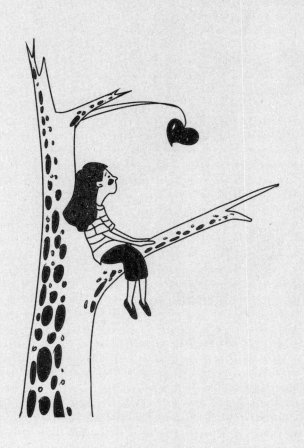

第一篇

情　绪

一、病由心生

研究证实，在肠胃疾病患者中，高达 76% 的人是因为情绪紧张而致病的。实际上，不良情绪带来的危害很多，许多疾病，如气喘、背痛、便秘、偏头痛等，都与不良情绪和恶劣的心境有关。

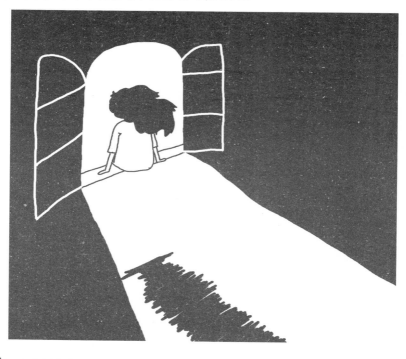

❀ 心灵故事

有一个杂货商，生意好得不得了，没过多久，老婆就给他生了一个儿子。这个时候的他觉得人生真的很美好。

后来，他所在的小镇上竟然陆陆续续开了十来家杂货铺。生意上的激烈竞争让他感到压力很大，心情烦躁。偏偏儿子又不让他省心，经常给他惹麻烦，老婆也时常因为孩子的事和他吵架。就这样，有一天和老婆吵架之后，他开始觉得胃疼。随后的日子里，他胃疼的频率越来越高。

他跑到诊所去看病，医生说他应该是得了胃溃疡。但是，他的一个医生朋友了解情况之后，给他诊视了一番，认为他根本就没毛病，胃好得很。他觉得朋友只是为了安慰他，如果胃没有出毛病，怎么会胃疼呢？

有一次，他因为一些事去外地待了两周。没想到在这两周里，他的"胃病"一次都没有发作过。可是他一回到家，他的胃疼就又犯了。这个情况让他觉得很奇怪，于是他开始相信医生朋友说的话——也许自己没有所谓的胃溃疡。那经常胃疼又怎么解释呢？并且只有在家的时候才胃疼，这到底是个什么情况呢？

最后，心理医生为他揭示了胃疼的病根所在，彻底治好了这个杂货商的胃病。所谓的"病"其实是由心理暗示导致的。在他的潜意识中，回到家就意味着无尽的烦恼，竞争压力、儿子的捣蛋、妻子的牢骚，想到一堆麻烦，他就心烦，并且这种心烦的情绪开始在生理上产生反应，以伪胃溃疡的方式表现出来。这是机体采取的一种保护措施，从而让自己受到关注："我生病了，我是弱者，不要再让我心烦"，这样可以免受后续的伤害。而离开则意味着远离一切烦恼，胃疼自然就不治而愈了。

大家是否有过这样的经历，如果心情很好，那么胃口也会很好。相反，如果生活不顺心，情绪经常处于低落状态，我们就会感觉完全没有食欲。但是，在情绪十分低落的时候，如果能够"柳暗花明又一村"，忽然传来一个令人振奋不已的消息，我们又会立马胃口大开，甚至大吃一顿来庆祝。

专家称，至少50%自称有胃溃疡痛的病人并不是真的得了胃溃疡，疼痛的原因只是胃部的情绪性肌肉疼痛而已。研究表明，胃是最能表现我们情绪的器官之一。曾经有人做过一项统计，在500位连续求诊入院的肠胃疾病患者中，高达76%的人是因为情绪紧张而致病入院的。

除了胃，人体的其他器官也是情绪的晴雨表。例如，每次焦虑时后颈的肌肉都会变得紧张；有些人在某种情绪的影响下会导致结肠的某一部分紧张，如果这种痉挛恰好发生在腹部右上方的结肠部分，便会导致类似于胆结石的绞痛。可见，不良情绪会带来一系列生理反应，这并不是偶然，而是一种十分普遍的现象。科学的临床研究证明，许多疾病，如气喘、背痛、便秘、偏头痛等生理紊乱的症状，都与不良情绪和恶劣的心境有关。

消极的情绪会引起身体疾病，但积极的情绪如果不能控制在一定的范围内，也会引起严重后果。在国外，有一个人得知自己的三个孩子都夺得金牌后，由于兴奋过度，导致心脏病发作猝死；《儒林外史》中，落魄书生范进在中举之后，由于欢喜过度，竟然出现了精神紊乱，甚至昏厥的现象。"乐极"有的时候的确可以"生悲"，过度高兴与过度紧张一样，都会对人们的身心健康造成危害。

我国传统医学特别强调情绪对健康的影响，《素问·举痛论》说："怒则气上，喜则气缓，悲则气消，恐则气下，惊则气乱，思则气结。"《素问·阴阳应象大论》说："怒伤肝，喜伤心，思伤脾，忧伤肺，恐伤肾。"西医也认为，80%～90%的疾病与心情有关。因此，拥有良好的情绪可以增强人体免疫力，反之，长时间陷入不良的情绪反应中则可能导致肌体发生病变。

由此可见，学会情绪的自我调控是非常必要的。苏联著名心理学家阿偌欣说："人类已经进入情绪重负的非常时代。要想克服这种情况，只有锻炼自己的意志，学会控制情绪，理智地克服所谓'情绪应激'的情况。"实践证明，合理调节不良情绪不但是保持身心健康的手段，也是确保事业成功和生活快乐的要诀。

✿ 心灵故事

林小的时候，父亲对他管教得特别严格。他经常因为调皮或是考试成绩不好而受到责罚，被罚跪两三个小时甚至不让吃饭是经常的事。有一次，跪了许久，饥肠辘辘的林闻到厨房里的菜香味，看到一家人围坐在饭桌前吃饭。他多么渴望父亲把他叫过去一起吃饭，可父亲却丝毫没有这个意思。

他幼小的心灵遭受了创伤。从这一次起，饥饿的感觉对于他来说就变得刻骨铭心。他开始怨恨父亲，甚至怀疑自己到底是不是他亲生的，为什么要这么残忍地对待他。

他想反抗父亲，但没有勇气。他不想再忍受这种挨饿的感觉，索性把自己伪装成一个百般听话的乖孩子。但挨饿事件还是在他生命里留下了不可磨灭的痕迹。

上高中时，有一次无聊的物理老师拖了十分钟的堂。回到家里，他的肚子早已叫个不停，可是母亲还没有把菜炒好，这让他的火又噌噌地冒起来。他不问缘由就把碗筷扔到地上，气呼呼地走出了家门。

这件事情被父亲知道后，父亲狠狠地训了他一顿。从此以后，他就更加压抑自己的情绪，再也没有在家里发过脾气，反而加倍地努力学习。在他的心里有一个强大的信念：考个好大学，找份好工作，逃离父亲的掌控。

长大后，他成了一名卫生防疫人员。在一次饭店卫生检查中，因为饭店的原因导致他不能按时吃饭，他的火"噌"的一下就上来了，劈头盖脸地对饭店服务员和经理一顿训斥。他的愤怒情绪莫名地达到高潮，连领导都拉不住他，好像这火非得着起来不可。

饭店老板连忙安排一桌酒菜，可是不管怎么做，他都不能原谅。当然，他不好意思说是吃饭的事，而是专挑饭店的卫生问题。

从那以后，他就专挑这家饭店的毛病，对这家饭店是越看越不顺眼，甚至吹毛求疵。有时候连他自己也不明白为什么会那么生气。

直到有一次母亲过生日，他给家里打电话，又和父亲发生了争执，情急之下他愤怒地吼道："我怎么会有你这样的父亲！"听了他的话，父亲在电话那头沉默了很久很久，最后才说道："我有你这个儿子是我的命，你有我这个父亲也是命！"

当电话那头父亲苍老的声音说出这样一句话的时候，他心里忽然有一种轻松和释然的感觉。他恍然大悟，也许就是童年挨饿的经历在他的内心留下了太多阴影，而他一直不敢正视和承认，所以每当他遇到类似的情况，这样的情绪就会爆发。直到他鼓起勇气对父亲吼叫的时候，他才明白内心的挣扎和愤怒一直藏在那里。

当父亲没有当年的反应之后，他恍然间觉得父亲已经老了。这时他才明白父亲的严厉中饱含着怎样的关爱。

不良情绪通常是指过分强烈的情绪反应以及持久地体验到消极、否定的情绪。人在生活中不可避免地会遭遇不良情绪的体验，当人们处于焦虑、忧愁、悲伤、痛苦等各种不良情绪中时，通常都会产生一系列的生理反应，如心跳加快、血压升高、皮肤导电性增强、出汗量增加等现象。这种身体上的不愉悦状态会进一步刺激人产生过激行为，从而形成一种恶性循环。例如，上例中林的饥饿导致他的愤怒，在心中埋下愤怒的种子，这种情绪他无法对父亲发泄，只能转嫁到母亲身上。但是，当在母亲身上也无法尽情发泄时，愤怒的种子就随着他的生命开始延伸。后来，由于饭店服务员和经理犯了类似的失误，他潜意识中的童年记忆被激发了出来，愤怒的情绪又一次被唤醒。终于，他在沉默中爆发了，将饭店工作人员大骂一顿。在他的潜意识中，对饥饿产生的巨大负面效应彻底地爆发了出来，甚至一发不可收拾。但是愤怒也不完全是一种负面效应，它也可以成为一种超越自我的力量。正是由于对父亲的愤怒，他下定决心要努力学习，从而将愤怒转化成一种催人上进的力量。

愤怒是一把双刃剑，它既是一种毁人理智的毒药，又是一种催人奋进的良方。愤怒是潜意识带来的一种渴望已久的力量，一旦扫清浮在表面的灰尘之后，我们将获得一种崭新的体验和释放，达到一种新的和谐境界。

要运用愤怒的力量，就要求我们全心全意地接纳愤怒的情绪，正视它的存在，了解它的根由，找出获得平衡的力量，达到新的自由王国。

心理调节

下面，我们为大家简单介绍几种常用的心理调节方法：

♥ **从正视到放下**。当我们遇到挫折、不幸，产生不愉快的情绪体验时，应当以理性的态度看待引起不良情绪的整个事件，要从多个角度全面分析事情的起因，要问问自己为何因这样的事情而产生过度的反应，值不值得因为这样的事情而持久的抑郁或是狂傲的欢喜。试着接受自己的情绪，找个周末，把你所有的思绪暂时放下，走出琐碎去聆听自然之音，去感受"宠辱不惊，看庭前花开花落；去留无意，望天空云卷云舒"之境界。

♥ **我的情绪我做主**。其实一件事情摆在我们面前，是好是坏本无区别，只是因为自己的看法和患得患失的态度，才导致了快乐或悲伤。现在不要再抱怨人生的不公平，要选择怎么样的生活全由你自己决定，要拥有什么样的心情也由你自己做主。如果做不到那么潇洒，情绪即使来了，也不要去控制它。你越想控制就越控制不了，反倒会更加心烦意乱。这个时候，我们不妨坦然接受它。

♥ **在情绪中成长**。一个轻生的女孩在经历了一场大病之后，感受到亲人的重要和生命的可贵，从此开始坚强地生活。所有的情绪都是我们的老师，是我们最亲密、最值得信任的朋友。任何情绪的出现，不管是正面的或负面的，都是为了帮助我们而存在。

二、给心灵泄洪

不论是人还是动物，在遭遇不顺心的事情时，都会本能地做出一些宣泄情绪的行为，以达到自身心理的平衡。合理地宣泄就像炸开心灵的堰塞湖一样，但要注意选择正确的方式，否则只会适得其反。

有这样一则笑话：一位老板因为经理的一些失误严厉地训斥了他。经理心中有气，便找来了他的下属也训斥了一番；遭到经理臭骂的下属心里窝了一肚子火，他不敢朝经理发泄，只能憋着气回家，到家后便找碴儿与妻子大吵一顿；妻子因为无端受了委屈，便把气撒到了儿子身上，顺手打了儿子一巴掌；孩子挨了一巴掌之后，便气愤地踢了一脚家里养的小狗；小狗疼得嗷嗷直叫，发疯似的冲出门去，在门口逮着一个人就咬了一口，而那个被咬的人正是开头提到的那位老板。

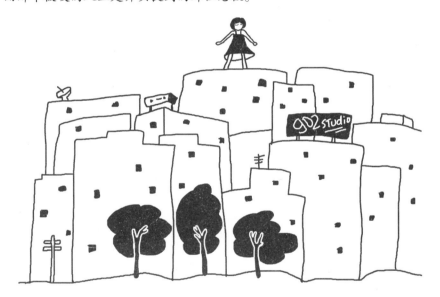

从上面这则笑话可以看出，无论是人还是动物，在遭遇不顺心的事情时，都会本能地做出一些宣泄情绪的行为，以获得心理的平衡。但是如果选择了错误的宣泄方式，便可能造成意想不到的后果。

现实生活中，我们不可能时时刻刻都是开心的，总会有不顺心的时候。心胸开阔的人会把心中的烦闷用记日记或者找朋友倾诉的方式发泄出来，对这种人来说，心理问题通常都会比较容易被化解。但是，心胸狭窄或者是性格内向的人，则因为较少与人沟通，喜欢生闷气。他们的心理问题往往长期得不到解决，时间一久便可能引起许多严重的心理问题，甚至还可能导致身体上的疾病，如高血压、冠心病、偏头痛等。在这种情况下，无论是正常的心理活动还是生理活动都会受到严重影响，出现很多异常的心理和行为，若不及时采取措施进行调适，就可能会引发严重的后果。大体上来说，消极情绪一般分为以下几种：

1. 烦恼。烦闷苦恼的事人人都会遇到。失恋、考试不及格、经济拮据等都可能成为烦恼的根源。通常，烦恼都有明确和具体的现实内容。例如，因为合租的室友经常在睡觉的时候打呼噜而导致自己失眠，使自己在上班的时候总是分散注意力，导致领导找自己谈话等。对于烦恼，重要的是能否从中解脱出来，而不是烦恼本身。

2. 焦虑。焦虑指的是当一个人意识到将会有某种不良后果产生或某种威胁出现时，产生的一种不愉快的情绪感受，它通常表现为心理紧张、不安、害怕和恐惧等。焦虑是最常见的一种应激情绪反应，任何威胁到自身的情境都可能会引起焦虑。例如，当人意识到对身体有害的威胁存在时；承受超过个人能力限度的工作压力时……都会引起人的焦虑。焦虑者的典型表现是精神运动性不安。例如，来回走动，同时伴有出汗、口干、呼吸困难、心悸、尿急等不适感。

3. 抑郁。抑郁主要表现为情绪低落、思维迟缓、心情苦闷、言语减少、语速缓慢、语音低沉或整日不语等。产生抑郁状态的原因可能是具体的，但是在产生抑郁状态后，又会具有很强的弥散性，让人感到生活没有意义，怀有强烈的无助感，甚至会产生自杀的念头或行动。

4. 暴躁。暴躁是指在一定的场合下受到不利于自己的刺激，便会暴跳如雷的性格缺陷。在与他人发生一点矛盾时，就会表现出粗野蛮横的行为，此类人对外界的容纳性非常低。同时，大部分暴躁的人还有很重的"哥们儿义气"。例如，一位男生在得知自己的好朋友上晚自习时因为占座位与别人发生口角后，为给朋友出气，他立刻跑到教室，不分青红皂白地将那个与朋友发生争执的人暴打了一顿。

5.冷漠。冷漠通常表现为对外界的刺激无动于衷，对悲欢离合都漠然视之。最初，冷漠者一般认为生活没有意义，随后便会产生强烈的空虚感，表现为不愿进行抉择和竞争，缺乏责任感和成就感，并且与他人的交流非常少。

心理调节

由此可见，消极的情绪对一个人的生活会产生巨大的影响，它会让你颓废不振，失去自信；也会使你身心俱损，疾病缠身；同时还可能导致寡言鲜语，与朋友交流变少，最后彻底与世隔绝；消极的情绪甚至还可能危及自己或者他人的生命。因此，我们有必要采用恰当的方法克服消极情绪，减少这些情绪对生活和工作的不利影响。这里给大家介绍几种战胜消极情绪的方法，变消极为积极，让快乐陪伴自己。

合理发泄情绪。合理发泄情绪是指在适当的场合，采取适当的方式排解不良情绪。例如，你遭遇突如其来的灾祸，内心无法承受时，可以在适当的场合放声大哭。这是一种积极而有效的排解紧张、烦恼、痛苦的方法。当然，当你心中积满不良情绪又无法消解时，还可以选择向亲人、朋友倾诉的方式来宣泄。在你向他人倾诉的过程中，消极情绪就会被发泄出来，精神也会随之放松下来，逐渐恢复内心的平静。此外，体育锻炼也是一种消解不良情绪的好方法。当你感到异常压抑时，可以做一些既能大量消耗体力，又能转移自己注意力的运动。例如，跑步、打篮球、踢足球等。当我们累得大汗淋漓时，会感到筋疲力尽，这个时候，压抑情绪所积攒的能量也就宣泄得差不多了，相信你的心情此时也已经平静下来。

忘记痛苦的根源。有的人在产生消极情绪后总是郁积于心，耿耿于怀。结果，这种消极的情绪体验就会不断增加。因此，当某件事情让你产生消极情绪时，将这件事尽快忘掉是最好的方法。因为这件事已经成为既定的事实，牢记于心不但不能让问题得到解决，反而会让你的思想负担不断增加。应当明确一点，既然事情已经发生，就应当果断地忘却它。如果某一样东西会唤起你对悲伤的回忆，那么不妨将其收藏起来，以免"触景生情"。这样便可以让思维暂时离开这些不愉快的事情，从而缓解甚至消除消极情绪对自己的困扰。

💜**行为升华**。"化悲痛为力量"是情感升华的表现。它将被意外事件激发的能量引导到对自己、他人和社会有利的方向上去。当遭遇到不公平的事情时，一味生气或绝望都是于事无补的，这是用别人的错误来惩罚自己。正确的态度应该是将遭遇的挫折变为行动的动力，做生活的强者。这是一种较高水平的宣泄方式。

💜**音乐调控**。音乐能通过生理和心理两条途径对人产生影响。音乐通过听觉器官传入人体，与机体的某些组织结构发生共鸣，从而使人体的能量被激发出来。同时，它能促使人体分泌有益于健康的激素、酶等物质，从而起到调节神经细胞兴奋的作用。另外，由于乐曲的节奏、音调、旋律的不同，也会产生不同的情绪调控效果。

每个人都会遇到不良情绪，如果宣泄方式不当，不但不能对我们产生有益的影响，反而还会对生理和心理产生不利的后果。因此，无论用什么方法宣泄，都要记住3个原则：

第一，宣泄的方法不能伤害到自己。

第二，宣泄的方法不能影响和伤害到他人。

第三，宣泄要选择适当的场合和时间。

三、一个小丑进城，胜过一打医生

什么是调节心情的灵丹妙药？幽默，正所谓"一笑解千愁"。要成为一个有幽默感、懂得欣赏幽默的人，最重要的是培养积极乐观的心态。

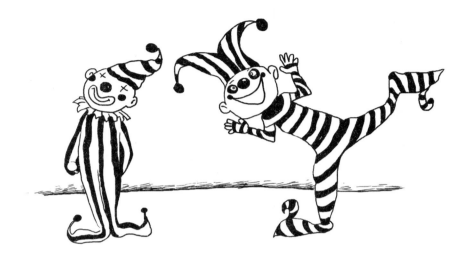

✹ 心灵故事

英国著名化学家法拉第由于长期从事紧张的研究工作，出现了头痛、失眠等症状，医治多年都未能根除，健康状况每况愈下。后来，他遇到了一位高明的医生，医生经过详细询问和检查后，开了一张奇怪的处方。处方上没有写药名，只写了一句谚语："一个小丑进城，胜过一打医生。"

起初，法拉第面对这张处方百思不得其解，随着逐渐悟出这"药方"中的道理，便决心不再打针吃药，而是到马戏团看小丑表演。每次看完表演之后，他都是大笑而归。自此，他紧张的情绪逐渐松弛；不久，头痛、失眠的症状也消失了。

法拉第经常看小丑表演，性格逐渐变得开朗，疾病便不治自愈。由此可见，好的心情对身体健康来说是多么重要。

幽默是保持人的身心健康的良方，是人们调整自己、适应环境的重要途径之一，是自我保健的"心理按摩"。一个有幽默感的人会表现得自信、镇定，能够化悲愁为欢乐，最后摆脱精神的枷锁。所以，让我们学会用幽默的眼光去看待世界，用幽默的心态去感受生活。

✺ 心灵故事

传说我国清朝有一位八府巡按患抑郁症多年，看了许多郎中都未曾见效。一日，他坐船经过山东台儿庄时忽然犯病，地方的官员推荐了当地一位有名的老郎中为他医治。郎中在诊脉后一本正经地说："你患了月经不调症。"巡按一听，顿时哈哈大笑，认为郎中是老糊涂了。自此以后，每当他想起此事，就要大笑一番，时日一长，他久治不愈的抑郁症竟自己好了。

过了几年，巡按再次经过台儿庄时，想起那次发病的事，便特意来找老郎中想取笑他一番，结果老郎中说："你患的是心病，本无什么良药可医，只有心情愉快才能让身体恢复健康。于是我故意说你患的是'月经不调症'，让你常发笑。这样，你的病也就不治自愈了。"巡按闻言恍然大悟，既为自己的无知而惭愧，又对这位圣手仁心的老郎中佩服得五体投地。

幽默有时就是这么神奇，那么怎样培养自己的幽默感呢？就是要保持积极乐观、从容自信的心态。

✺ 心理调节

德国心理学家皮特·劳斯特的建议很有价值：

💜 **灾祸总是喜欢那些担惊受怕的人。**要知道，坚定的信念、乐观向上的心态、充满希望的人生态度能够引导你走向胜利。因此，你一定要了解积极的人生态度所带来的力量。越是乐观，你克服困难、走出困境的机会就越多。

💜 **用幽默的态度接受在现实中遭遇的挫折。**懂得幽默的人才有能力在悲观失望中寻求一线生机，才能排除缠绕着你的悲观情绪。

💜 **在困境中找寻积极因素。**只有这样你才不会放弃微小的成功可能带来的转机。要在严峻的形势中找到有利条件，星星之火可以燎原，点点滴滴的小成功不断积累也会成就最终的胜利。而且，在积累小成功的过程中，自信心也会自然而然地增加。

💜 **不要幻想奇迹的出现，也不要放弃希望。**你要相信，"天上的馅饼"

是砸给有准备的人的。在逆境中也不要放弃希望，即使失败了也有再次争取胜利的机会。

💜**要保持乐观的心态。** 就算失败了也要想：你曾经多次获得过成功，这些才是值得庆幸的。如果面临的问题有十个，你解决了六个，那么就应该庆祝一番，因为只剩下四个问题需要解决了。

💜**悲观不是天生的。** 与人们的其他态度一样，悲观不但可以减轻，还可以通过努力转化成一种新的积极态度——乐观。在闲暇时间观察乐观的人，通过观察他们来感染自己，培养乐观的人生态度，乐观的火种便会在你心中慢慢点燃。

四、不妨做做白日梦

白日梦可以调节我们的心情，释放心理压力，收获内心的安全与平静。所以，适当地做做白日梦，会给单调枯燥的生活带来些许色彩。

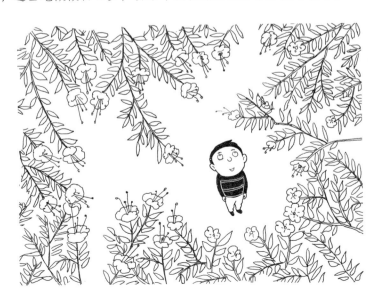

❀ 心灵故事

　　白雪是一个喜欢幻想的女孩子。不管是在上下班的路上，还是工作期间，也不管是一个人待在家里，还是跟朋友一起出去旅游，只要一有机会或者脑袋里的哪根弦无意中被触动，她都会陷入天马行空般的幻想当中。

　　有时，她把自己想象成美丽的白雪公主，遇到了心爱的白马王子；有时则幻想自己创造了奇迹，得到了公司的嘉奖和同事们的美慕；或者憧憬世外桃源般的生活，置身于山间别墅，靠在阳台上看着夕阳西下、飞鸟归林，眼前是如黛的青山和郁郁葱葱的树木……

　　由于陶醉在自己的幻想中，她经常走神，身边的人叫她，她都没有反应。最后，被同事叫醒的时候，白雪会害羞得满脸通红。她甚至怀疑自己是不是精神有问题，要不然为什么会有这些荒诞的念头？

　　其实，白雪的担心是完全没有必要的。她只不过是喜欢幻想，或者说做白日梦而已。研究发现，白日梦是人本能的休息和放松机制。这就是说，白日梦是健康的、安全的，不需要担忧，更不必有意抑制。对处在青春期的少男少女，白日梦的大量出现更是正常的。只有在白日梦严重干扰日常生活时，才需要寻求治疗。

　　"想象可以使人成为万物之灵。"这是莎士比亚的名言。在现实生活中也确实是这样，飞机的发明是因为人类想要像鸟儿一样翱翔天空；望远镜的发明是因为人们想要看得更远；电话的发明是因为人们想要与远方的亲朋随时随地联系。可以说，这个丰富多彩的世界正是由人类的想象力创造出来的。想象不仅是人们灵感的源泉，也是缓解精神压力最便捷、最有效的途径之一。

　　有人说想象就是做白日梦。的确，在许多人看来，做白日梦并不是个好的现象。比如，在上课时走神，不但会虚耗许多时间，还有可能导致学业荒废。曾经有一些心理学家更是认为做白日梦是借助幻想逃避现实和责任，是一种不能适应现实生活的表现。

　　然而现代心理学家已经基本摒弃这种说法，他们发现：作家在进行文学创作的时候，几乎每次都要经历一场"白日梦"。托尔斯泰说："凭借内在的视觉来考察所描绘的对象，进行写作，这就是作家的法则。"在写作过程中，作家不仅能够通过"内在视觉"来"看"，还能通过"内在听觉"来"听"，他们可以在幻想的世界中看到场景的布局，听到人物的声音、语调与语气。只有当他们深深陷入自己幻想的世界之中，灵感才会源源不断地从脑海中喷涌而出。然而，在现实生活中，被艺术家们追求的蕴含创造性的白日梦，却被大多数人随意丢弃了，这不能不说是一种损失。

幻想是一种富有创造性的想象，它总是与个人的愿望联系在一起，体现个人向往的事物。因此，做"白日梦"还可以通过松弛神经达到减轻心理压力、稳定情绪的效果。人在一天天长大，生活的压力也在一点点增加。于是我们的想象力在这些压力的重负下渐渐萎缩，每天除了奔波在单调乏味的城市中，生活就是一片空白，早已忘了大脑中还有一个美好的世界。如果你也是这其中的一员，那么就开始着手改变吧。

心理调节

想要改变情绪，先要在心中建立一个积极且富有生命力的世界。这样你才能真正地体会到快乐，也只有这样你才能够真正地享受生活。而最省力、最有效的改善心理状态的方法就是想象。想象是我们与生俱来的能力，我们童年时期玩过家家、跳房子等，都是极具想象力的行为。所以请不要把想象当作一件很神圣、很遥远的事情，不用怀疑自己的能力，因为想象力一直都存在于你的头脑中，等待着你去开发。

情景想象法是一种非常好的减压方法，它可以使我们重新产生积极的心态和情绪，将心中的负面情绪消除，从而使我们焕发出新的活力。情景想象法的实质就是利用语言上的暗示与实际材料在脑海中进行"想象"的方法。

例如，在你心里很烦却又找不到宣泄渠道的时候，可以将这些让你烦心的事情想象成黑板上的字，想象自己正拿着黑板擦将这些密密麻麻的文字一点一点擦掉，直到感觉自己心里已经是一片空白为止。如果这些烦心事很顽固，第一次没有被擦干净，那就再来一次，直到心中一片空白。当心里一片空白的时候，想象自己进入了一个梦幻般的美丽世界，那里有花草树木、潺潺溪流，有世间一切美好的事物。你可以想象在世外桃源里散步，尽可能地将这个世界想象得清晰一些，越具体越好。这样，你的心中就会建立起美好的意境，而这种意境会让你轻松起来，让你的内心得到净化和充分的放松。

此外，你也可以回想最近几天发生的愉快经历，如与朋友聚餐、一次愉快的购物、一次户外旅行等。尽可能回忆得详细一些，将每个细枝末节都清晰地还原。因为想象的环境越清晰、越美好，感受也就越美妙。这样，你的身心就好像重新经历那一切一样，得到一次新的净化和放松。

当你感到有压力或是遇到问题时，想象可以将其驱散。比如，许多人都会惧怕在公众面前进行演讲，那么你可以在演讲之前对着镜子，在脑海中把演讲的场面想象出来，想象正有一群人在听自己做演讲。这时，反复朗读演讲稿，直到能够坦然面对台下观众。经过这样的反复训练，再面对听众时，你的情绪就会安定得多。

通过想象，你可以为自己建造一座心灵的圣殿。这座心灵的圣殿是指在心中营造一个适宜的心理环境，让我们随时都可以进入。因为我们能够完全按照自己的意愿去创造它，所以这里可以根据我们的意愿尽可能放松、宁静和安逸。在这座圣殿中，我们可以让心灵得到充分的休息。

其实，建造一座舒适的心灵圣殿并不难。首先，让我们在一个舒适的位置上放松并且闭上双眼，然后开始想象自己置身于一个美丽、安宁的环境之中。这个地点并没有限制，只要能吸引我们就行。可以想象自己在山顶傲视群峰、在森林中自由飞翔，也可以想象自己在海边漫步甚至在海底遨游，只要想象的环境能让自己感到舒适、愉快就可以了。接着让我们巡视这个场景里的一切，注意所有的细节，聆听哪怕是最微弱的声音。这便是我们心中的圣殿，只要我们想去，在任何时间、任何地点，只要闭上眼睛便可以到达那里，随时随地获得内心的放松与安宁。

或许在一段时间以后，我们会发现圣殿自发性地发生了一些变化，或者我们也可以尝试改变那里。在这个只属于自己的圣殿中，我们可以发挥出自身无穷的创造力。但是请一定记住，不要让圣殿中的宁静、平和与绝对安全的氛围消失。

正如杜格尔德·斯特华特说的："想象的才能是人类活动最伟大的源泉，也是人类进步的主要动力……毁坏了这种才能，人类将停滞在野蛮的状态之中。"所以，让我们发挥自己的想象力吧，因为它能给你带来快乐和力量。

五、安抚心中受伤的小孩

如果说每个人的心里都有一个受伤的小孩，大部分人会觉得荒唐。我们的确无法用肉眼看见这个孩子，但他真实地存在于每个人的心底。当我们愤怒、悲伤、生气、痛苦时，通常都是这个小孩的本能反应。面对他、安抚他，我们才能真正做到内心的平静与升华。

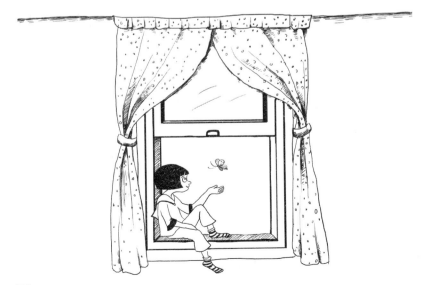

✿ 心灵故事

姜昕是个脾气暴躁的人。别人的一句话，甚至一个眼神都可能激怒他，让他怒不可遏。即便当时不发火，事后他也会恨得咬牙切齿，伺机报复。这种性格缺陷导致他的人际关系非常紧张，平时也没有什么朋友。为此，姜昕感到非常困扰，但却始终控制不住自己的坏脾气。

经过反复的思想斗争，姜昕找到心理医生。经过与心理医生交谈，问题的脉络渐渐变得明晰起来。其实，姜昕的这种性格跟他的家庭环境和成长经历有很大关系。他的母亲脾气暴躁，他小时候经常被母亲打骂，父母之间也总是争吵不断。这样的家庭环境对姜昕产生了很大的负面影响，造成了他性格的缺陷。

心理医生告诉姜昕：虽然你已经长大成人，但在你内心深处，一直隐藏着一个受伤的小孩。你现在的不理智行为，就是这个小孩在面对刺激的时候做出的本能反应。在心理医生的指导下，姜昕开始学着面对心中那个受伤的小孩，也就是那个没有长大的自己。

我们有时对他人的言语或举动十分敏感、容易愤怒，总是有一股无法用理性来控制的冲动。大部分情况下，这种事情的发生都是这个孩子的愤怒和伤感在起作用。如果我们总是无法对某个人做出正确的判断，而被一种特定的偏见所控制，那一定是这个内心的小孩看待人的方式在影响着我们，形成性格缺陷的根源就是这个肉眼无法看到的小孩。因此，想要找到形成性格缺陷的根源，我们便要设法追溯童年的经历。

孩子从出生到成人，不论父母怎样精心地照顾都还是会或多或少地受到一些伤害，我们的人生也会因为这些伤害而受到制约。当孩子从母亲的怀抱中爬出来，蹒跚学步，领悟这个对他们来说还相当陌生的世界的时候，他们绝对需要父母给予足够的爱与信任。如果孩子受到伤害的时候父母不在身边；或者在需要帮助的时候，父母表现出厌烦或者恼怒的态度时，孩子的内心便很容易受到伤害，从而感到格外的孤独和恐惧。

即使父母能够在身边给予他们适当的帮助，也无法完全避免孩子受到伤害，因为这个世界上没有哪一个父母可以做到完美无缺。

人都有欲望，父母可能会在不经意间将工作中的烦恼带回家。比如，父亲在工作单位受到领导的批评，回到家以后，当孩子拿着自己在幼儿园的绘画作业给他看的时候，平时在父亲眼中充满美妙幻想的画，此时却被看作一堆幼稚的颜料堆砌，被他批评得一文不值，而这一切都不是父母有意为之的。对于孩子大大小小的事情，如果父母都要插手干涉，会导致孩子失去自律性，虽然短时间内可能不会有什么太严重的后果出现，但在不远的将来，孩子可能会受到更大的伤害。

人们看待世界和他人的方式与童年经历有着非常紧密的关系。有些时候，童年的经历甚至会影响到我们成人后的人际关系、工作和爱情等方面的取向。孩子受伤的时候，如果没有人察觉到他们的伤痛，帮助他们抚平伤口，那么伤害就有可能会在孩子内心深处留下深深的烙痕，埋藏在孩子的记忆深处，严重时还可能会导致孩子发育的延缓或停滞。当然，孩子心理或者身体某一部分停止发育并不代表孩子的整体发育都停滞了，那些没有受伤害的部分将会继续发育。其结果便是孩子有可能在智商上十分突出，但是在情商上却一点都不成熟。

没有受过伤害的孩子是不存在的，区别仅仅在于受到伤害后伤口的深浅和造成影响的程度不同。有的人因为小时候被母亲抛弃和伤害，便对母亲的关心和照顾充满更多的渴望。因此，在成年后便会希望得到周围人更多的友爱和关心，担心他人抛弃、伤害自己。正是这种心理，让这一类人对他人的语言和行为非常敏感，经常会产生过激的反应。所以，在我们的身边，常有一些人对他人的言语和行为过于敏感，而且容易发怒和生气，这很可能与他（她）的童年经历有关。

👥 心理调节

了解到问题的根源，只是达到了"认知上的洞察"，也就是说只是了解了自己的不安和恐惧是源于过去的某些记忆。想要从根本上解决问题，还必须做到"情感上的洞察",也就是要体会到问题产生的根本原因,并且从症结上对其进行解决,将所有的伤心和恐惧尽情地释放和发泄出来。想要在人格上完成实质性的改变,需要经历一个漫长的过程。但只要能够认识到问题所在,便说明已经拥有了一个良好的开始。想要彻底改变自己,就要试着接受内心那个受到伤害的"小孩",只有接受他的存在,才能从根源上弄清楚到底是过去的什么经历一直纠缠着自己,最后才能想方设法地安抚这个受伤的"小孩",从而获得身心自由。

找一个不会被外人打扰的地方,用一个舒服的姿势坐好,放松。用意念与体内的潜意识对话,请它允许你与过去的自己沟通。

集中注意力,直到过去的自己在脑海中浮现。观察这个过去的自己,看看他在做什么,内心的感受是怎样的,当前的情绪如何。如果潜意识没有明显的反应,也可以通过回想自己小时候的外貌等方式来勾勒这个内心的小孩的形象。当他出现以后,你便可以试着与他进行沟通了。

这时要用语言肯定"小孩"拥有的能力,告诉那个"小孩",自己是他多年以后的样子。自己在这些年中学到了很多,现在回来给予他帮助。经过这些年成长过程中的锻炼,自己已经学会了可以更有效地处理事情的能力和技巧。告诉"小孩":单纯凭借当时他所能掌握的知识和具备的能力去处理这些事,能做到这样,已经是非常了不起的事情,相信他以后会做得越来越好。看看现在的自己,不就是最好的证明吗?

如果他在责怪父母或者曾经伤害过他的那些人,便告诉他:其实,不光是他,其他的人也一样,都是在不断变化、成长的。那些人之所以那样做,也只是凭借当时他们所掌握的知识来扮演自己的角色,他们已经尽力去做了。虽然他们的行为伤害了他,但是这并非他们有意为之。在那些事情的背后,都有一些正面的动机,只是由于各种原因,他们做得不够好。也许以前自己不理解,但是现在,随着自己的成长,经历了许多类似的事件之后,他已经完全能够理解他们的行为。这些都是这些年他所学到的,而他自己已经用成长证明了这一点。

如果对"小孩"产生了反感情绪,那么请告诉自己:当时并没有人教给他自己现在已经懂得的事情，没有人在一旁启发他，而"小孩"也在不断地成长。正是他不断地努力，才让你有机会和能力掌握如此多的知识和能力，享受现在如此丰富和绚烂的人生。

看着"小孩"，回想让他感到无助、寂寞、伤感、害怕的事情。然后告诉他，以你现在的经验会怎样去应对，告诉他要用宽容的心态去面对那些使他受到伤害的事情，给予他足够的同情与安慰。在对话中互相肯定与认同，肯定并感谢他当时的勇敢，因为正是他用顽强的生命力成就了今天的你。

在这个过程中，要关注脑海中人物和场景的变化。只有注意到"小孩"的表情、动作等肢体语言，甚至内心世界的变化才算成功。

当你已经完全做到上面所说的这些内容时，你就可以看着这个"小孩"，告诉他：这么多年的迷茫和不安都已经成为过去，现在你来接他了。你想与他重新合二为一，因为现在的你已经足够强大，可以保护他、照顾他。看着"小孩"一步步向你走来，当他站在你的面前时，请拥抱他，让他感受你现在的力量，让他放松、安定下来，这时的"小孩"已经没有了彷徨和恐惧。想象自己现在的力量，因为融合将会使你们变得更加完整和强大，可以更有效地去处理接下来的人生中需要处理的事情。

当做完上面的一切后，如果再次经历同样的痛苦和烦恼，我们就可以告诉那个受伤的自己：我们已经长大，我们不再软弱，我们已经是一个能够从容应对各种问题的大人，我们可以主宰自己的人生。

六、千万别浮躁

心浮气躁是很多人的通病。克服这种普遍存在的毛病，需要成熟、理性的人生观，不为潮流所迷惑，不为时尚所左右，做一个脚踏实地、独立自主的人。

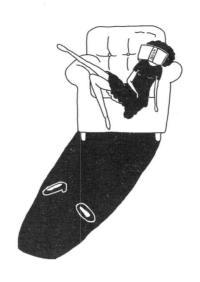

❀ 心灵故事

蔡某是一位来北京闯荡的年轻人，有一份薪资不太高但却十分清闲的工作。刚开始，他觉得这样过挺不错，但是最近他却开始觉得心神不宁。原因是同学聚会回来之后，他发现大学时的同学很多发展得都比他好。看着别人事业顺心，房子、车子、票子全有，而自己却还在温饱线上苦苦挣扎，他就感到一丝失落。在大学时自己是班上的尖子生，学习成绩一直都是班里数一数二的，深得老师的器重和喜爱。再说自己也不是只懂读书的书呆子，怎么说那时候也算是集体活动的积极分子，与同学处得也很融洽。

可是从学校毕业以后，他的经历便没有那么一帆风顺了。之前，他也炒过股，但总是赚少赔多。在电视上看到别人买彩票中大奖，成了百万富翁，便也开始买彩票，期望一夜暴富，可结果却是将自己辛苦攒下的积蓄全部赔了进去。工作也是接连换了几个，可是总也没有一个让他感到十分称心如意的。总的来说，他心里就是觉得事事都不如意，事事都无法让他开心。

浮躁是一种混合了冲动、盲动的病态社会心理。人浮躁了便会终日处在一种应激状态下，精神高度紧张，从而导致脾气暴躁，时间一久可能会对自身造成不可估量的损失。有的人看到歌星能挣大钱就想当歌星，看到企业家神气，又想当企业家，整天在幻想，却不愿意为实现理想而做些实际的努力。还有一种人，虽然也为目标付出了实际行动，但是他的兴趣、爱好转换太快，今天喜欢这个，明天喜欢那个，三天打鱼两天晒网，最终一事无成。由此来看，浮躁实在是一种要不得的心理状态，那么这样一种不稳定的心态具有哪些特征呢？按照心理学的观点，浮躁者一般会有以下几个方面的表现：

1. 心神不宁。面对急剧变化的社会，感到心里没底，不知道该怎样去做，对前途没有信心；焦躁不安也是浮躁心理常见的一种表征。具体来说，心神不宁表现为急躁、急功近利，在与其他人的攀比中更加凸显出一种焦虑不安的情绪。

2. 盲从冲动。盲动、盲从和冒险也是具有焦躁心理的人常有的一些行为。因为理智已经被情绪掌控，从而使行动过于盲目。在开始行动之前，没有经过深思熟虑，没有确定相应的计划和方案，只是盲目地跟从别人，人云亦云、随波逐流。

3. 情绪性。即对同一件事物在不同的时间表现出不同的态度。例如，大学生对老师的评价，有时持充分肯定的态度，有时又表现出异常厌恶的态度等。

4. 偏执性。如考虑问题不够客观，仅仅是停留在主观方面。例如，许多人认为外国一切都好，就好像西方的月亮真的比东方圆一样。

从上面这些浮躁的表现来看，浮躁的产生既有个人的原因，也有外部环境的原因。

一方面，个人的攀比是造成浮躁的直接原因。曾经站在同一起跑线上的人，有一些能够较早地获得成功，而另外一些，则由于各种原因，在前进的道路上走得并不理想，离成功还有很大一段距离。于是落差和攀比便产生了。俗话说"人比人，气死人"，因为对自己目前生存状态的不满而产生了强烈的欲望，使人们敏感、脆弱以及侥幸的心理得以滋生和发酵。

另一方面，在竞争激烈的现代社会，我们每个人都面临着巨大的生存压力，并且时刻都面临着重新定位的问题，感到很难把握自己的未来。同时，快餐文化的产生和深入，也进一步加剧了人们的浮躁心理。例如，市面上出现了很多投资理财类的图书，但那些可以净化心灵的读物却处于匮乏的状态。人们在这个物欲涌动的社会中，在快餐文化面前，变得束手无策。于是心神不宁、焦躁不安，导致浮躁心理的产生。

心理调节

如何克服浮躁心理呢？

首先，遇事要善于思考。在遇到问题的时候，首先要从实际出发，不能跟着感觉走，要脚踏实地。要清楚地认识到，别人的成功是付出极大努力的结果，"天上掉馅饼"的好运并不是每个人都能遇到的。

其次，要培养成熟、理性的人生观和价值观。不为潮流所迷惑，不为时尚所左右，做一个脚踏实地、独立自主的人。

最后，在拿自己与别人比较时，要清醒地认识到是否有可比性。比如，两人的知识、能力、投入是否一样，避免做出盲目、错误的判断。要有正确对待工作和事业的态度，以及踏实肯干的务实精神——"讲究实际、实事求是"。对待人生和事业，既要有长远目标，又要有短期愿景，这样才能脚踏实地、一步一个脚印地走下去。形式主义永远只能虚张声势，而花拳绣腿只能贻笑大方，只有以务实的态度，从基本的小事做起，才能滴水穿石、铁杵成针，到达成功的彼岸。

七、自我膨胀时要冷静

许多辉煌过的人，往往在事业如日中天时走入人生的低谷。得意却不忘形的人少之又少，人需要保持清醒的头脑，尤其是在春风得意的时候。

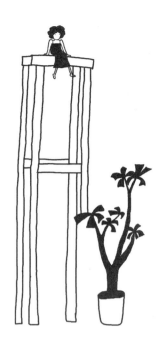

心灵故事

　　加加林在 1961 年 4 月 12 日完美地完成了代表全人类探索宇宙的第一次飞行。从此以后，加加林成为全苏联人民的英雄，无论走到哪里都会受到拥戴。而他也因为自己的声名和威望的增加而变得有些骄傲自大，甚至漠视国家法律。他觉得自己到过宇宙，和别人不一样，所以对闯红灯这样的事情视如平常。

　　一天，加加林开车又闯了红灯。不过这次他不太走运，他将另一辆车撞翻。驾车的是一位老人，这位老人因为运气好而没有伤得太严重。闻讯赶到事发现场的交警一眼便认出肇事者原来是大名鼎鼎的加加林，不仅没有处罚他，还给他拦下一辆车，要求车主将加加林送往目的地。受伤的老人对于这样的处理并没有丝毫的不满，因为这个时候他也认出了加加林。基于对他的爱戴，老人没有对执法者的黑白颠倒暴跳如雷，反而心甘情愿地将本不属于自己的事故责任揽到自己身上。

　　这个时候，坐在小轿车里的加加林陷入沉思，回想刚刚发生的事情，一幕幕场景在他眼前重现：黑白颠倒的执法者，无辜的老人因为对自己的崇拜而甘愿被冤枉，甚至受到处罚。想到这里，加加林再也坐不住了，他为自己的行为感到懊悔。于是他决定，自己绝不能就这样一走了之，不能因为自己的错误而让一个无辜的老人受到惩罚。

下定决心之后，加加林立即让司机将车开回事故现场，在交警与老人的面前承认了自己的错误，并且将全部的责任和事故费用承担下来。

有句话说："一切幸福都并非没有烦恼，而一切逆境也绝非没有希望。顺境的美德是节制，逆境的美德是坚忍。"虽然他认为后一种更伟大，但在逆境中坚忍不拔的人并不鲜见。而在顺境中能保持冷静的头脑和自我克制，得意不忘形的人，相对来说是少之又少。许多人都辉煌过，但可惜的是，就在事业如日中天时，他们却从云端跌落。因为他们被短暂的胜利冲昏了头脑，导致人生发生重大逆转，最后陷入失败的人生，再也爬不起来。

只有坦然面对成败，淡然应对得失，我们才能立于不败之地。淡然是得意时最重要的心态，只有当我们能够淡然面对名利的时候，才可能做到不骄傲、不自满，能够正视自己的不足，向人生更高的山峰冲刺。

有了这样一种"不以物喜，不以己悲"的淡然心态，我们才有可能顺利地走在看似平坦的成功大道上，享受成功的喜悦。我们可以为自己的每一次成功而喝彩，甚至小小地得意一番。但是在这样的时刻，我们更应该牢记的是"得意莫忘形"，切不可忘乎所以、目空一切。必须要明白人无远虑必有近忧的道理！

纵观中国历史，我们可以发现，人生旅途中最危险、最可怕的不是失意的时候，而是得意的时候。因为失意只能击倒平庸者，而得意却往往使许多英雄折腰。古往今来，有多少英雄人物，在逆境中能够纵横捭阖、历劫而生。但是当他们获得成功之后，却变得居功自傲、庸碌无为，甚至落得一个身败名裂的下场。在这些没有被逆境击倒，却倒在成功之后的人中，西汉名将韩信应该是一个典型的例子。

韩信出身贫苦，在他落魄失意时，连吃顿饱饭都有可能是个问题。对于这样一个一穷二白、一无所有的落魄少年，当然是人人得而欺之。在他生活的环境中，就有一些纨绔子弟和地主恶霸把欺负韩信当作人生的一大乐趣。

这一天，韩信又走了背运，竟然被一个屠夫欺负了。那个屠夫在大街上羞辱韩信道："你虽然人高马大，还喜欢在身上带把剑装样子，实则是个胆小鬼。"韩信当然不肯承认自己是个胆小鬼，就与那个屠夫理论。

这屠夫着实看不起韩信，索性说道："你说自己不是胆小鬼，有本事就用你腰上那把剑砍我两下试试；要是不敢的话，就从我胯下爬过去，自认胆小，我就饶了你！"

看着事情到了这种地步，韩信二话没说就弯下身，趴在地上，从屠夫的胯下钻了过去。这个时候，围观的人都纷纷嘲笑韩信是个胆小鬼，对于这样的嘲笑，韩信置之不理，拍拍身上的灰尘就离开了。

这段日子可谓韩信人生中最灰暗的日子，但不管是饥饿还是侮辱、嘲笑都没有打倒他。

后来战乱四起，韩信先投奔项羽，后投奔刘邦，不过都没有得到重用。在刘邦这里得不到重用之后，他连夜出逃，幸好被有识人之明的萧何追了回来。于是便有了著名的"萧何月下追韩信"的历史佳话。

这次事件之后，韩信开始书写他摧城拔寨、金戈铁马的灿烂人生。然而，在刘邦革命胜利后，成为楚王的韩信开始变得有些飘飘然，他自恃功高、目中无人。

一日，刘邦与韩信一起谈论众人之才。刘邦问韩信："你觉得我能带多少兵？"韩信答曰："十万已是你的极限。"刘邦又问韩信："那你能带多少兵呢？"韩信说："多多益善。"韩信明知刘邦畏惧他的统兵之才，仍然以此自矜，毫无当日宁受胯下之辱、不逞匹夫之勇的胸襟和觉悟，最终因功高震主，引起当政者的猜疑，被安了个"造反"罪，落了个身首异处、身败名裂的下场。

得意时要淡然，失意时要坦然。坦然是指心态平和，它既不是说消极无为，也不是指心灰意冷，而是一种平和、冷静的心态，是在失败后还要在力所能及的范围内，努力做好一切的态度。所以，在失意时坦然的心态便显得尤为重要。人生的旅途并非都是阳光灿烂、鲜花盛开的"阳关大道"，沟沟坎坎、磕磕碰碰也是构成我们丰富的人生必不可少的一部分。

世事无常，人生不如意事十之八九。对于很多人来说，失意或许比成功要多得多。不管是在事业上还是在婚姻和家庭上，遇到问题在所难免。所以，若在得意时荣耀围绕身边，那么失意时落魄便会随之而来。面对挫折和失意，我们应该从低谷中奋起，敢于从头开始。

史玉柱正是在事业的第一个巅峰期，因为得意忘形而导致巨人集团在一夜之间分崩离析。但史玉柱并没有在失败中黯然神伤、一蹶不振。在此后的几年时间里，他开始总结失败的经验教训，重整旗鼓，终于东山再起，兑现了他在失败时的誓言。"山重水复疑无路,柳暗花明又一村"，失意之时没有必要埋怨上天的不公，只有在失败中浴火重生，才能实现凤凰涅槃，到达人生新的顶峰。

一个人的品质和意志力如何，在失意的时候会更容易体现出来。对于弱者来说，失意和挫败会让他一蹶不振；对于强者，他往往会表现出失意不失志的昂扬斗志，会在逆境中不断锻炼自己，蓄势待发，机会一到便能一飞冲天、一鸣惊人。

同样，得意时也能鉴别一个人的定力。如果一个人恃才而骄，那么他的定力大抵好不到哪里去，在前方等待他的一定不会是鲜花大道。只有那些能够恃才不骄、居功不傲的人才会在胜利的道路上越走越远、越走越好。

《蜗居》里马克有一段经典的台词,值得身在顺境中的人们铭记于心："人的一生是一条上下波动的曲线，有时候高，有时候低。低的时候你应该高兴，因为很快就要走向高处；但高的时候其实是很危险的，你看不见即将到来的低谷。"

八、警惕危险的抑郁信号

当今社会，抑郁已经成了最常见的健康杀手，是心灵的癌症。对于与抑郁有关的危险信号，我们要格外注意，提防这个心灵杀手和心灵癌症的侵袭。

❀ 心灵故事

2008 年 1 月 22 日，在美国纽约曼哈顿的一间公寓内，好莱坞著名男演员希斯·莱杰的尸体被人发现。关于他的死因，到现在仍然没有一个定论，但是警方已经提出不就他的死因对任何人提起控诉。

希斯·莱杰 1979 年出生在阳光海岸——澳大利亚，他凭借俊朗的外形和出色的演技，在澳大利亚的大荧幕上大放异彩。

2000 年，希斯·莱杰由于在梅尔·吉布森的新片《爱国者》中表演出色，获得《滚石》杂志极大的好评。该杂志主编用毫不吝惜的笔调写道："这位来自澳大利亚的新面孔有着成为大明星的天赋。"在那一年，他还登上了《名利场》封面。该杂志的封面上写着："我们迎来了一场希斯热潮。"也是在这一年，他与大自己 9 岁的女友海瑟·格拉汉姆牵手、相恋。然而，不到一年的时间，两人黯然分手。从此，希斯·莱杰开始了他不羁的好莱坞生涯。

进入好莱坞之后的希斯·莱杰，工作陷入了低谷。他所出演的影片除了《圣战骑士》获得良好的票房，其他影片都没有获得预期的成功。

当然，在这段人生低潮期里，希斯·莱杰并没有放弃努力。为此，他放弃了青春偶像路线，尝试一些另类角色来拓宽戏路。

在出演华人导演李安的《断背山》之前，他就曾在《死囚之舞》中扮演比利·鲍伯·松顿的自我毁灭式的儿子。

在《断背山》中，他更是将一个同性恋者的挣扎和沉醉演绎得淋漓尽致，获得极大的好评。导演李安更是极富热情地赞扬他为"年轻的白兰度"。

凭借在《断背山》中的出色表现，希斯·莱杰迎来了事业上的又一个高峰，当年他就获得奥斯卡最佳男主角提名。

紧接着他接拍了《蝙蝠侠前传II》。在片中，他饰演了内心极度癫狂和黑暗的角色、蝙蝠侠生平最强大的敌人——小丑。

这个角色是希斯·莱杰最大的成功，他将一个内心极度扭曲和黑暗的小丑演绎得淋漓尽致。这种近乎癫狂的表现，让他赢得了奥斯卡最佳男配角的荣誉。但是，这个荣誉却是以生命为代价的。

在《断背山》成功之后，希斯·莱杰就一直走阴郁路线。他声言自己没有什么表演技巧，所有的表演都来自本能。长期饰演这样的角色，给他埋下了罹患抑郁症的祸根。

为演好小丑这个角色，他写了一本小丑日记，每天记录"小丑"的想法和感受。在采访中他声称，自己整天无法停止思考，每天晚上只能睡两个小时。有时候即使身体已经筋疲力尽，但是脑子还在高速运转。每天晚上他都要服用安眠药，甚至安眠药也仅仅能换得两个小时的安睡时间。

除了工作上的巨大压力，希斯·莱杰的私生活也遭受到几次严重的打击。他先后与几名大龄女影星短暂恋爱、分手。尤其是2007年，与米歇尔·威廉姆斯分手之后，他的情绪就出现了很严重的波动，被查出有很严重的药物滥用问题。

在娱乐圈，像希斯·莱杰这样为抑郁症困扰的人并不在少数，如小甜甜布兰妮、花样美男李准基、哥哥张国荣等。不仅是娱乐圈，其他行业中患有不同程度抑郁症的人也并非个案。

在当代社会，学习生活压力越来越大、环境变化过快、就业困难等外部因素都是导致抑郁症发生的重要原因。对"白领"阶层来说，他们面临着更为激烈的竞争，对事业和生活上的要求更高，在与周围人的攀比中，更容易产生失落感、疲惫感。这些不良情绪在心中堆积的时间一长，就容易在精神上积劳成疾，患上抑郁症。

抑郁与抑郁症是有分别的。抑郁与其他情绪症状共同出现时称为抑郁状态，在抑郁状态中大部分抑郁被诊断为抑郁症。也就是说抑郁只是抑郁症的一种可能症状的表现，单纯的抑郁并不足以构成抑郁症。

根据《中国精神疾病诊断标准》的定义，抑郁症是指出现与所处的境遇不相称的、持久的心境低落，当这种低落情绪从闷闷不乐到悲痛欲绝，甚至发生木僵状态时，可以诊断为患有抑郁症。

超过 2 周时间有下述其中 4 项症状即可诊断为抑郁症：

1. 对日常生活丧失兴趣，无愉快感；

2. 精力明显减退，无缘由地持续疲乏感；

3. 精神运动性迟滞或激越；

4. 自我评价过低、自责或有内疚感；

5. 自觉思考能力下降；

6. 反复出现想死的念头或有自杀行为；

7. 失眠或早醒；

8. 食欲不振或体重明显减轻；

9. 性欲明显减退。

根据抑郁心境程度不同，可以将抑郁的程度由轻到重划分为：轻度心境不佳到忧伤、悲观和绝望；心情沉重，觉得生活没有意义，郁郁寡欢；感觉度日如年，痛苦难熬，不能自拔。有时也会出现焦虑、易激动和紧张不安等以下状态：

1. 对事物丧失兴趣，是患抑郁症病人显著的表现。患者对任何事都兴趣寡然，对曾经的爱好不屑一顾，离群索居，与亲朋好友疏远，回避社交。在询问其原因时，患者常表达自己就是没有原因的高兴不起来，做什么事情都显得力不从心，包括洗漱、做家务等小事，做起来都会困难费劲。患者常用"精神崩溃"来描述自己的状况。

2. 自我评价过低。患者过分贬低自己的能力，以消极和否定的态度看待自己的过去、现在和将来，将自己看得一无是处，看不到未来，认为前途一片黑暗。常伴有强烈的自责、内疚和无助感。

3. 患者呈显著、持续的抑郁状态。表现为行动迟缓、无法集中注意力、记忆力减退、思维闭塞、反应迟钝。有些病人则表现为不安、焦虑和紧张。

4. 消极悲观。因为内心非常痛苦、悲观和绝望,感到生活不值得留恋,可能产生强烈的自杀念头,甚至采取行动。

5. 抑郁症患者会出现食欲减退、体重减轻、睡眠障碍、性功能低下和心境昼夜波动等生物学症状。患者不思茶饭或食之无味,因此常伴有体重减轻。一般情况下,抑郁症患者的睡眠障碍表现为早醒。例如,比平时早 2～3 小时醒来,醒后不能再次入睡。抑郁症早期便会出现性欲减低的症状,如男性可能出现阳痿,女性则会有性感缺失。患者在清晨或上午陷入心境低潮,下午或傍晚逐渐好转,这时患者可以进行简短交谈和进餐,昼夜变化发生率约 50%。

当前医学界判定抑郁等级的方法很多,这里有一份仲氏抑郁自评量表可以帮助读者判断自己是否有抑郁迹象:

序号	问题	选项/分值								得分
1	感到情绪沮丧	偶尔	1	稍有	2	常有	3	持续	4	
2	早晨心情最好	偶尔	4	稍有	3	常有	2	持续	1	
3	要哭或想哭	偶尔	1	稍有	2	常有	3	持续	4	
4	夜间睡眠不好	偶尔	1	稍有	2	常有	3	持续	4	
5	吃饭像平时一样多	偶尔	4	稍有	3	常有	2	持续	1	
6	性功能正常	偶尔	4	稍有	3	常有	2	持续	1	
7	感觉体重减轻	偶尔	1	稍有	2	常有	3	持续	4	
8	为便秘感到烦恼	偶尔	1	稍有	2	常有	3	持续	4	
9	心跳比平时快	偶尔	1	稍有	2	常有	3	持续	4	
10	无故感到疲劳	偶尔	1	稍有	2	常有	3	持续	4	
11	头脑像往常一样清楚	偶尔	4	稍有	3	常有	2	持续	1	
12	做事像平时一样不觉得困难	偶尔	4	稍有	3	常有	2	持续	1	
13	坐卧不安,难以保持平静	偶尔	1	稍有	2	常有	3	持续	4	
14	对未来满怀希望	偶尔	4	稍有	3	常有	2	持续	1	
15	比平时更容易激怒	偶尔	1	稍有	2	常有	3	持续	4	
16	觉得决定什么事很容易	偶尔	4	稍有	3	常有	2	持续	1	

序号	问题	选项/分值								得分
17	感到自己有用和不可缺少	偶尔	4	稍有	3	常有	2	持续	1	
18	生活很有意义	偶尔	4	稍有	3	常有	2	持续	1	
19	假若我死了别人会过得更好	偶尔	1	稍有	2	常有	3	持续	4	
20	仍旧喜爱自己平时喜爱的东西	偶尔	4	稍有	3	常有	2	持续	1	

测试得分：

抑郁程度＝测试得分 /80

评判标准：

0.5 以下为无抑郁

0.51~0.59 为轻微至轻度抑郁

0.6~0.69 为中度至重度抑郁

0.7 以上为重度抑郁

关于抑郁症的病因，目前国际上并没有完全统一的认识，但是比较认可的有两种说法：神经递质学说和神经回路学说。科学家发现抑郁症患者在发作，尤其是失眠、神经性头痛的时候，自主神经紊乱，大脑异常放电明显，患者情绪异常，思维迟缓，运动抑制。所以，在治疗抑郁症患者的时候，治疗的重点就在于恢复大脑正常电磁场，从而恢复大脑正常电离子接触，使人体神经系统恢复到一个正常的范围，以有效抑制因为大脑异常放电导致的递质缺乏和大脑信息传导通路的紊乱。

心理调节

当我们面对抑郁问题时，应该怎样做呢？美国学者卡托尔认为，不同的人会进入不同的抑郁状态，但是只要人们能够遵照以下14条规则生活，抑郁的症状便会很快消失：

1. 严格遵守生活秩序。与人约会要准时到达，从稳定、规律的生活中寻找生活的乐趣。

2．注意自己的外观。让身体保持清洁卫生，不穿邋遢的衣服，房间要打扫干净。

3．即使在抑郁状态下，也不要放弃学习和工作。

4．对人、对事要宽宏大度。

5．主动吸收新知识，"活到老，学到老"。

6．建立挑战意识，学会主动接受矛盾，并相信自己一定能够成功。

7．即便是小事，也要采取合乎情理的行动；即使心情烦闷，也要特别注意言行举止，让行动合乎生活情理。

8．对待他人的态度要因人而异。具有抑郁心情的人，如果对外界每个人的反应、态度几乎相同，应尽快纠正。

9．拓宽自己的兴趣范围。

10．不将自己的生活与他人作比较。如果你时常将自己的生活与他人作比较，表明你已经有潜在的抑郁倾向，应尽快克服。

11．把每天生活中美好的事记录下来。

12．不掩饰自己的失败。

13．积极尝试以前没有做过的事，开辟新的生活园地，使生活更充实。

14．与精力旺盛并乐观向上的人交往。

同时，幽默也可以改善你的精神状态。当你抑郁时，幽默可以帮助你化解思维僵化，防止你进入封闭的思想世界。面对抑郁这个心灵杀手，我们应该保持足够的警惕。如果自己的力量不足以战胜它，就要及时向外界寻求帮助，特别是心理医生的专业意见。

除了心理疗法，预防和治疗抑郁症还可以采取睡眠疗法。避免抑郁的最有效方法，是使生活起居规律化，养成定时入寝与定时起床的习惯，从而建立自己的生物钟。

1．适度睡眠。尽量按时睡觉，即使因为不得已的原因需要晚睡，也不能因此用晚起来弥补，早晨仍需按时起床。在周末或假期，也要避免睡懒觉。因为睡眠不能存储，睡多了无用。

2.睡前放松心情。在上床前的半个小时内,避免过分劳心或劳力的工作。即使明天有重大事情发生或者今天还有任务没有完成,也绝不带着思考中的难题上床。实在睡不着,可以听听轻音乐来缓解情绪、帮助睡眠。

3.睡前饮食适度。睡前尽量避免暴饮暴食,如有需要,可适度进食牛奶、面包、饼干等有助于睡眠的食物。尤其要避免饮用咖啡、可乐、茶等带有咖啡因的饮料。

4.不要酗酒。很多人认为饮酒有助于睡眠,这实际上是一个认识上的误区。酒后固然容易入睡,但由酒精所诱导的睡眠不易持久。此外,酗酒者容易出现严重的窒息性失眠。

5.设计安静的卧房。尽量使卧房隔离噪声,养成关灯睡觉的习惯,可以根据个人喜好将卧房布置得温馨舒适。

6.睡眠环境单纯化。把床的唯一功能定位为睡觉,不要养成在床上进行其他活动的习惯,以免破坏定时入寝的习惯。所以要尽量改掉在床上看书、看电视、打电话的习惯。

7.适度运动。每天保持一个小时左右的运动时间,可以保持身体各部分器官的灵活性。但是,在睡觉前要避免剧烈运动,使身体疲倦而后易睡的观念并不准确。

九、让自己兴奋起来

从事体育锻炼、洗个热水澡、享受美味、助人为乐都是赶走低落情绪的好办法。给自己制订难度适中的工作计划,并监督自己执行,对于稳定情绪也有很大的帮助。

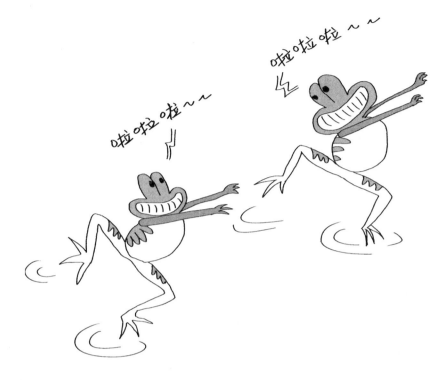

啦啦啦~~

啦啦啦~~

❀ 心灵故事

朱晶是一名机关职员，今年30岁。虽然出生在农村，但是由于她勤奋好学，成绩优良，被家人寄予厚望。她想通过个人的努力让父母过上衣食无忧的好日子。由于她一心扑在学习上，缺少与同学之间的交流，所以朋友很少，更不用说知己好友了。为此，朱晶常常感到很孤独，这种情况在她参加工作后并没有因为人际交往的增多而得到改善。再加上她的工作并不能给她期望的待遇，所以当初想要赚钱让父母过上好日子的愿望一直都未能实现。这让她感到很自责，认为自己辜负了家人对她的期望。

虽然很想与别人交往，但是因为从小缺少与人交往的经验，她不知道应该怎样去结交朋友，经常觉得自己很难融入环境中与他人和谐相处。

结婚后，她的生活仍然没有太多改变，内心总有一种难以言明的苦闷郁结着。有时候，她觉得前途十分渺茫，内心十分失落。至于为什么会有这样的想法，她又搞不清楚原因，只是觉得生活一团糟，所有的事情都很不顺心。即便偶尔遇到喜事，她也没有一点喜悦的心情。结婚前，虽然她不怎么与人交往也没什么朋友，但是还经常去影院看电影。结婚后，她连这个爱好也放弃了，两年来只去看过一次电影，觉得看电影已经成为一件索然无味的事情。生活上如此，工作上就更不用说了。

朱晶意识到长时间处于这样的情绪状态会对身体造成伤害，但是又无法从这种情绪中解脱出来，为此她十分苦恼。

心情低落是抑郁症的主要表现方式。因为轻度抑郁并不影响人们的正常学习和生活，因此也有人将其称为"心灵感冒"。抑郁症患者经常毫无理由地感到空虚，会因为生活中的一些小事而感到苦闷，还会对身边的一切失去兴趣，认为生活没有意义。通常他们还非常的懒散，伴有长期失眠等。总的来说，抑郁症的表现就是心情低落、思维迟缓、活动减少。

抑郁症一般是由社会因素引发的，如亲人分别，夫妻之间的争吵、离异，工作困难，意外伤残等都有可能导致抑郁症。如果生活比较顺利，抑郁症的患病概率就会明显下降。很明显，上例中的朱晶已经患上抑郁症。她情绪低落、寡言少语，看待任何问题都十分悲观。如果她再不调整自己的心理，任其发展下去的话，后果将会十分严重。

心理调节

怎样才能走出情绪的低谷，避免滑向抑郁症的深渊呢？为此，我们首先要做的就是寻找心理上的兴奋点。通过激发这样的兴奋点，让情绪高涨起来。

要摆脱低落情绪，运动是一个行之有效的方式。据科学研究证明，摆脱轻度抑郁最有效的方式之一就是有氧运动。沮丧时，生理处于低活动状态。而有氧运动可以提升身体的活动量，从而打破沮丧到抑郁、抑郁到沮丧的恶性循环，让身体重新回到良好的状态。

适度享受生活也有助于调节情绪。当你感到沮丧时，不妨洗一个热水澡、吃一顿美食等。但是千万不要酗酒或者暴饮暴食，因为酒有抑制神经中枢的作用，过度饮酒只会让人更加沮丧。

另一个提升情绪的良方就是帮助他人。当我们感到"别人需要我"时，我们也会感到快乐。因为这说明你有帮助他人的能力，对他人很重要，可以从帮助他人的过程中得到自我满足，获得人生的乐趣。就这样，在付出的同时也就收获了快乐。所以，让我们在面对他人的痛苦时，学会设身处地地同情并且帮助他人。这样既能够给他人以温暖，也可以转移自己的注意力，缓解低落的情绪。

❀ 心灵故事

在美国，有一位叫叶芝的太太患有严重的心脏病。为此，她已经卧床休息一年多。在这一年多的时间里，她几乎整天躺在床上。这样的状态让她以为自己这辈子完了，只能做一个废人。

可是一个突发事件却改变了她的人生。1941 年 12 月 7 日清晨，日本人轰炸珍珠港，戏剧性地将她从这种虚弱的状态中解救出来。

在日本偷袭珍珠港的那天早晨，一颗炸弹正巧落在叶芝太太家附近，炸弹爆炸的威力将她从床上震了下来。这个时候，军方救援部队赶到。作为军人家属，她被接到相对安全的学校躲避。

这个时候，红十字会的人看到叶芝太太床边的电话，问她是否愿意帮忙做联络工作。看到大家忙成一团，叶芝太太爽快地答应了。

于是红十字会的人就立即通知军人，要询问家属的下落就给叶芝太太打电话。在联络的过程中，她得知丈夫安然无恙，心里十分惊喜。于是在接电话的过程中，她更加努力地去安慰那些不知丈夫下落或者已经失去丈夫的妇女。

后来，她的精神越来越好，从开始时躺在床上接电话到后来精神抖擞地坐起来接电话。后来事情越来越多，她竟情不自禁地站起来，去帮助那些受伤的人。

就这样，在连续工作 16 个小时之后，她惊异地发现自己竟然可以自由站立和走动了。从此之后，除了每天晚上的八小时睡眠，她再也没有躺回床上。珍珠港事件告一段落以后，叶芝太太惊奇地发现，如果没有日本人轰炸珍珠港的话，或许她已经成了一个废人。

珍珠港事件发生的日子被罗斯福总统称为"一个无耻的日子"，它是美国历史上最大的悲剧。可是对叶芝太太来说，这件事却使她产生不曾想过的力量，这种力量让她奇迹般地站了起来。她开始明白，能够帮助别人是一件多么快乐的事情，而快乐又是一种多么神奇的力量。从此之后，她不再只关注自己的病情、自己的无聊和痛苦，而是将注意力转移到他人身上，更多地去关注他人。

这次经历给叶芝太太这样一个启示——"只有使别人快乐才能让自己也快乐，因为快乐是有传染性的。在你向别人付出的时候，自己同时也接受了快乐作为回报"。正是在帮助他人的过程中，她获得了自我价值的实现和满足。在这种力量的支撑下，她神奇地站了起来。

心理调节

"自我强化"也是赶走低落情绪的好办法。在实施自我强化时，首要任务就是要坚持按照计划完成正常的日常活动。如果可以上班却不去上班，可以做家务却一点都不做的话，会越发感到自己一无是处。只要能够坚持工作，那么情绪就不会不断地低落。但要注意的是，计划不能定得太低，也不要定得太高，要给自己留出充分的余地。每天晚上睡觉前，将第二天要做的事情计划好，让自己每天都可以顺利地完成预定计划，并且要充分肯定这一天的成绩和进步。这样自信心便会在不知不觉间慢慢建立起来，情绪也会一天天好起来。

人们费尽心思地寻找克服抑郁的良方，但实际上这个良方就在我们身边，在我们心里。只要让生活充满阳光，让自己拥有一个健康积极的心态，就不会陷入抑郁的泥沼。

那些可以让我们拥有良好心态的方法一直都在我们身边：当感到沮丧时，阅读、看电影或者玩游戏都可以使我们情绪振奋。对于尚未陷入情绪低谷的人来说，要时刻提防被抑郁缠绕，继续保持良好的心态。对于那些已经陷入情绪低谷的人来说，就更加要学会自我调节，将情绪调节到一个兴奋点上，摆脱抑郁的状态。

调节情绪，关键是要靠自己。要通过运动、倾诉、发泄等方式来释放自己心底的不良情绪，恢复良好心态。当然，我们也可以借助他人和外界环境的帮助来调节自己的情绪。

除了掌握这些有效的方法，还要积极采取实际行动。因为归根结底，决定你是否能摆脱目前困境的不是想法和方法，而是你到底采取了什么样的行动，为调节情绪做了些什么。

十、今天不生气

愤怒集中爆发的时间不超过 12 秒，只要度过这关键的 12 秒，就可以从愤怒中解脱出来。感到愤怒时，请先深呼吸，在心中默数 10 个数……

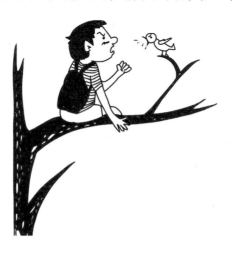

🌼 心灵故事

王晨是一个 25 岁的小伙子，天生是个热心肠的人。但是他却经常与周围的人发生矛盾，说来都是他的火暴脾气惹的祸。王晨有个致命的缺点就是情绪化，脾气上来的时候，经常与同事或者亲人发生矛盾。而激发矛盾的导火线，通常只是一些很小的事情。

比如，在他与朋友外出游玩时，会因为朋友的一句话而撇下所有人离开，让大家尴尬不已。事后，他又会恢复如常，好像什么事情都没发生过一样。对于他这样的性格，朋友感到不知所措又无可奈何，觉得他这个人很难相处，因为不知道哪一句话就会让他大发脾气。

对此，王晨也感到很苦恼。自己并没有坏心眼，也很想和同事搞好关系，可是就因为情绪化，搞得与同事的关系变得很疏远。他担心照这样的趋势发展下去，只会让朋友们离他越来越远，到最后自己恐怕要成为孤家寡人了。这样的焦虑让他在面对朋友们的疏离时越发的易怒。

像王晨这样自制力差、容易发脾气的人并不鲜见。这既让他身边的人感到困扰，也给他自己带来苦恼。如何改善这种状况呢？首先我们来分析一下什么是发脾气或者说生气，准确的说法是"愤怒"。

那什么是愤怒呢？美国心理学家戴尔在《你的误区》中说道，愤怒"是指当某人事与愿违时做出的一种惰性反应"。愤怒有不同的表现形式，具体包括以下 6 种类型：

1. 隐忍型。一般表现为："我很好，没事，一切都很好！"即使心中的愤怒火焰在熊熊燃烧，也仍然展现出一张笑脸，隐藏自己真实的情绪。

2. 嘲弄型。一般表现为："你迟到的正好，让我有一个小时的时间看完这本杂志。"将内心的愤怒用一种拐弯抹角、冷嘲热讽的方式表达出来，而脸上还带着笑容。

3. 破坏型。一般表现为："你不让我吃，那我就扔掉所有的食物。"对内心的愤怒并不是隐忍，而是用一种更加激烈的方式表达、发泄出来。

4.爆发型。一般表现为："你再这样就给我从家里滚出去！"当用这样的方式来表达愤怒时，必定是地动山摇，让旁人想要躲得远远的。

5.自责型。一般表现为："她会跟我分手都是因为我的错，因为我做得不够好！"将所有的错误都揽到自己身上。

6.习惯型。一般表现为："你就不能自己买一个？为什么老借我的？"这种反应其实并非针对当前的某一具体事件，在这背后，一定潜藏着你对当事人或者类似事件的不良记忆。如果你经常流露出这样的愤怒，那么在你身上肯定有许多你不曾留意或者正视的怨恨情绪和挫败回忆，如你的朋友受到奖赏而你却没有。这样一种妒恨情绪很容易让你在小事情上表现出愤怒情绪。

愤怒会影响正常的人际交往，阻碍人与人之间的有效沟通，使感情和交流受到不可弥补的损害，有时还会危及个人前途和正常的人际交往。甚至愤怒还可能增加心脑血管的负担。科学统计表明，易怒的人比普通人更容易出现心肌梗死或心绞痛，其发病率是常人的三倍。

压制愤怒，一味地忍让也不是什么好办法。美国波士顿大学在对马萨诸塞州的 3700 名民众进行调查后，得出一个惊人的结论：夫妻双方生气时，采取隐忍态度的丈夫，与跟丈夫吵架的妻子相比，其心脏病发病的概率要高四倍左右。此外，经常隐忍，将愤怒情绪隐藏在心底的人患癌症的概率要高于平均水平。

✿ 心灵故事

冯丽云在 30 岁时得到一笔数额巨大的遗产。这时，与冯丽云相熟的刘德向她借钱，并向她保证除了本金，每年还会付给她 20% 的利息。于是冯丽云将自己得到的全部遗产都借给了刘德。但让人没有想到的是，第二天刘德就消失了。

这让冯丽云顿时陷入绝望和愤怒的情绪之中，饭也吃不下，觉也睡不着，不到一个月便已经瘦得不成样子。不仅如此，冯丽云还出现乏力、忧郁、头痛、呼吸困难等症状。不光别人，就连她自己都认为自己快要死掉了。

可是有一天，一个偶然事件却改变了她的想法，让她觉得自己遇到的事情并没有想象的那么严重。如果老了才遇到这样的事情，那后果一定非常严重。但是自己现在还年轻，还可以用剩下的钱起家，将失去的钱再赚回来。再说，这次她已经付过这么昂贵的学费，同样的错误就不会再犯第二次，也算是有了失败的经验教训。

想通这一点后，冯丽云便不再生气了，她决定不再用别人的错误来惩罚自己，而是振作起来，重新开始。冯丽云的心境发生变化以后，她的身体也渐渐恢复健康。没过多久，消失的刘德竟然再次出现在她面前，恳求她的原谅，并且将骗她的巨额财产还给了她。

严格意义上来说，愤怒并非完全是一种消极情绪。在某些情况下，愤怒可以转化成一种积极向上的力量，办成平时办不到的事情。但是如果经常愤怒，势必会对身体和人际关系产生一些不利影响，从而使自己在生活和工作中受挫。因此，合理疏导和适当表达愤怒都是十分必要的。

心理调节

💜 **以理智控制感情，不要让他人的行为扰乱自己。** 要冷静思考，不感情用事。切记："小不忍则乱大谋"。选择愤怒就容易被别人控制，是用愤怒来折磨自己。

💜 **转换宣泄感情的方式。** 当遇到令人愤怒的事情时，最好看看书、看看电影、听听音乐、找知心朋友谈谈，这些都可以转移注意力，消解你愤怒的情绪。特别是与朋友谈心，效果最好。

💜 **要宽宏大量，允许他人根据自己的意愿做选择。** 如果总是让别人按照你的意愿去做事，难免会事与愿违，进而产生愤怒。

💜 **愤怒集中爆发的时间不超过12秒，所以只要度过这关键的12秒，就可以从愤怒中解脱出来。** 感到愤怒时，请先深呼吸，或者在心中默数10个数。如果非常愤怒，就数到100。同时，在数数的时候不要从1到

10顺着数，而是要以1、4、7、9、12这样的方式数。数完的时候，你会发现，其实你已经没有那么生气了。经常提醒自己，"今天我很开心"给自己积极的心理暗示，你的内心就会经常保持平静，快乐常伴。

十一、降服冲动的魔鬼

　　古希腊悲剧大师欧里庇得斯说："上帝欲让其毁灭，必先让其疯狂。"冲动像洪水一样会冲垮人的理智，让人做出不可思议的蠢事，所以克制冲动变得十分重要。克制是一种既能战胜自己，也能战胜别人的武器。

❀ 心灵故事

　　王某，男，27岁，在一家外企工作，通过相亲认识了一个小他一岁的女孩。王某对对方一见倾心，在其热烈追求下，两人在一星期后闪婚。但是婚后生活却发生了180度的大转变。住到一起没几天，两人就开始因为一些生活琐事而争吵。一次争吵中，王某一时冲动，打了老婆一巴掌。老婆哪里受得了这样的气，心想这个男人结婚才几天就敢打自己，那以后家庭暴力之类的事件岂不是随时都可能发生？想到这里，她不寒而栗，一气之下就与王某离了婚。

　　冲动指的是做事不考虑后果、鲁莽、理性控制力薄弱的心理现象，是一种对后果缺乏清醒认识的心理缺陷。一般来说，对自己缺乏信心的人容易冲动，而且他们一般都没有一个长期的目标，有的仅仅是一时的冲动。因此，他们的行为往往缺乏周密的计划，行动与想法之间所隔的时间非常短暂，显得突兀而直接。

　　人们通常认为冲动是负面情绪，但是当冲动行为带来好的结果时，人们便会用另一种方法加以赞扬，如"当机立断""英明果断"等。

实际上，冲动是人们正常行为举止的一部分，是生命的一种特性，是与生俱来的一种情感表达。冲动能否发挥有益的作用，关键在于我们是否能够有效地疏导和调控这种情绪，是否能够引导它朝有利的方向发展。

🌼 心灵故事

有一个单身汉，住在用茅草搭起的房子里，家里一贫如洗。但由于他的勤劳，日子开始渐渐好转起来，生活必需品也越来越齐备。这时出现一个令他恼火的事情：茅草搭建的房子里老鼠成灾，整日闹个不休。这个单身汉满腹怨气，却又无计可施。

一天，他喝多了酒，躺在床上睡觉。老鼠们闹得比平时更凶，似乎是故意惹他生气。单身汉一怒之下一把火就将房子烧个精光。这下老鼠倒是真没了，可是他的家也没了。

冲动一般是因为怨恨和长期不满郁积于心而无法排遣的时候，外界又恰巧出现刺激这种情绪的诱因而引起的心理现象。例如，某种需要长期得不到满足，或始终受到不公正待遇，这时就会因一件小事而大发雷霆、大动干戈，以释放日积月累的内在紧张性。冲动还可能是因为一个人我行我素惯了，容不得半点冒犯。在遇到抵触后便会爆发，此时，人们往往绝情寡义，不顾友谊亲情，结果经常弄得自己尴尬万分、狼狈不堪。

具有冲动性格的人往往不愿意安静下来进行深入思考，缺乏耐心、专注、反省的能力，他们仅会靠猜测来分析问题。同时，心存侥幸也是他们具备的一种心理状态。因为冲动通常带有强烈的情绪色彩，所以他们的行为常表现为感情用事、鲁莽行事。在行动前他们既不做清醒的思考，更不会对行为产生的后果做出理性的评估和清醒的认识，其结果往往是后悔莫及、遗憾终身，甚至铸成大错。

"上帝要想毁灭一个人，必先让其疯狂"。冲动像洪水一样会冲垮人的理智，让人做出不可思议的蠢事，所以克制自己的冲动便显得十分重要。要知道克制也是一种能力，是一种既能战胜自己也能战胜别人的武器。

✺ 心灵故事

古代有一个人在城里开了一家典当行。年底的某一天下午，他忽然听到门外有喧闹声，便到外面看看到底发生了什么事。

原来，门外有个曾经在当铺典当过东西的穷人正和伙计纠缠不清。

伙计愤愤不平地指着那个穷人说："这人把衣物押了钱，却空手来取，我没有将衣物给他，他便开始破口大骂。您说有这样不讲理的人吗？"

老板了解情况后从容地对那个穷人说："我明白你不过是为了度年关才这样做的，为了这种小事，值得这样面红耳赤吗？"

于是他命令伙计将那个穷人典当的四五件衣服和蚊帐之类的东西拿出来。

典当铺老板将棉袄和外袍交还给穷人说："这些御寒的衣服不能少，你拿回去吧，其他的东西你暂时用不到，还是先留在这里，等你有钱了再来赎吧。"

穷人拿到两件衣服后便不好意思再闹下去，只得离开。谁知，当天夜里，穷人竟然死在别人家里。

原来，穷人与别人打了许久的官司，负债过多，不想活了。但是想到死后妻儿将无依无靠，他知道典当铺的老板很富有，想用死来敲诈他一笔安家费，所以就先服了毒药故意闹事，结果被典当铺的老板化解了。无奈之下他就转移到另外一户富有的人家里。

事后有人问典当铺老板为何这样容忍他，难道是未卜先知？典当铺老板回答说："凡是无理挑衅的人，必定有所依仗。如果这时不能在小事上忍让，那么灾祸就会找上自己。"

典当铺的老板并非有未卜先知的特异功能，他只是知道为自己和他人留一条后路的重要性。因为他懂得不要去刺激一个偏激的人的道理，所以最后得以保全自己。

心理调节

既然冲动会给我们的工作和生活带来这么多不利的影响，那我们就应该想办法消除这种病态的冲动。

自我暗示。一般在遇到在乎的事情时，我们更容易冲动。因此，要从战略上"藐视"那些使我们冲动的事情，告诉自己那些事情并没有那么重要。从战术上，要重视它，将事情弄清楚。当我们已经知道该怎么做的时候，自然就不会在激动的情况下措手不及，进而做出冲动的决定。

环境转换法。这是心理学上常用的一种控制冲动情绪的办法，是指在遇到使我们产生冲动的状况时，要在自己还没有完全丧失理智和控制力的时候，赶紧换一个环境，避免与冲动情景进行直接的交锋。等到情绪冷静下来之后，再面对和解决问题。

运动法。运动法和环境转换法的原理相似。心理学家通过调查和研究发现，运动是消解愤怒的良方。定时做一些激烈的体力运动，如登山、拳击、游泳等，在这些激烈的运动过程中心理上的愤怒也会随着汗水一起排泄到体外，使整个人感觉神清气爽，从而减少冲动的可能。

转移注意力。情绪激动的时候，不妨在表达出情绪之前，就将注意力转移到别的事物上，譬如数天上有几朵白云，经过的人中有几个穿红色衣服的。等你将注意力集中到这些事情上，就会发现原本使自己冲动的事情已经没那么重要了。

自我分析。对自我进行分析，找出冲动的表现，然后有针对性地培养自制力。培养自制力可以从日常的小事着手。生活中的许多小事都是微不足道的，但正是这些小事却能影响一个人的自制力。比如，当遇到困难想要退缩的时候，马上告诉自己，坚持下去，一切都会好起来的；

工作没有完成却想要玩游戏时，马上警告自己管住自己；制订一个长期计划，养成今日事今日毕的习惯等。

💜 **执行计划**。对已经决定好的事情不要轻易改变计划，如果在执行过程中放弃，会极大地削弱自制力。

十二、培养自制力

英国诗人弥尔顿说："一个人如果能够控制自己的激情、烦恼和恐惧，那他就胜过国王。"一个拥有强大自制力的人，能够控制内心的情绪和行为，掌控强大的内心世界，使人生具备无限的生机和可能。

❀ 心灵故事

石油大亨保罗·盖蒂曾经是个大烟鬼。有一次他开车出去旅游，突然下起了雨，道路变得湿滑起来。盖蒂在大雨中开了几个小时的车后，决定在一个小城的旅馆过夜。因为雨实在太大，而且他确实也太累，吃过晚饭后他便疲惫地进入梦乡。凌晨两点，盖蒂醒来想要抽一根烟，却发现桌上的烟已经抽完了，他搜遍大衣的所有口袋，翻遍行李箱，还是一支烟都没找到。

凌晨两点的时候，这个小城里，不管是旅馆的餐厅还是路旁的酒吧都早已经关门歇业。因此，如果他想抽烟，就必须穿上衣服，冒着大雨走到几条街外的车站去买。而他的车则停在距离他所入住的旅馆很远的停车场里，走到停车场的距离比走到车站也近不了多少。

抽过烟的人都有这样的经历，越是没有烟，就越想抽烟。当盖蒂将衣服穿好，伸手去拿雨衣的时候，他突然停住了。盖蒂想，我这是在干什么？我是一个自以为有足够才智、足够自制力的人，是一个企业的掌舵人，是一个对别人下达命令的人，是一个被人视为成功的商人，而我竟然要在三更半夜，冒着大雨走到几条街外，为的仅仅是买一盒香烟。欲望的力量竟然有这么强大？

于是，盖蒂将那个空烟盒扔进纸篓，重新换上睡衣，回到床上，带着解脱甚至是战胜自己的快感重新进入梦乡。也是靠着自身强大的自制力，他永远地告别了香烟。

培养自制力，实际上就是磨炼自己的意志。英国诗人弥尔顿说："一个人如果能够控制自己的激情、烦恼和恐惧，那他就胜过国王。"拥有强大自制力的人，其潜能是无限的。

磨炼自己的意志，需要在日常生活中坚持不懈。在青年时代，富兰克林曾下定决心"克服一切不良的自然倾向、习惯或伙伴的诱惑"。他给自己制订了一系列的克服坏习惯的计划，其中包括节制、静默、守秩序、果断、俭约、勤勉、真诚、公平、稳健、整洁、宁静、坚贞和谦逊，并且按照计划严格实行。

例如，为了纠正喜欢空谈和说笑话的习惯，他给自己列了"沉默"一条，要求自己做到"除非于人于己有利之言谈，否则避免琐碎的谈话"。他希望可以通过经年累月的自我反省，最终完全消灭这些代表自身缺点的符号。在他晚年撰写的自传中，他提到年轻时自我修养与培养自制力的计划，他认为成功应该归功于对自我的有效节制。

自制力就是：即使面对不想做的事情，还是尽力去做，并且努力做到最好；面对让人身不由己的诱惑，还能严格地自律，克制冲动。

✿ 心灵故事

14世纪，有个祖传封地的正统公爵，名叫罗纳德三世。他的弟弟想要除掉这位公爵，但又不想亲手杀死他，于是在将他推翻后想了一个办法：因为罗纳德三世是个比较胖的人，所以他命人将牢房的门改得比以前窄许多，然后将罗纳德三世关进去，并且许诺只要罗纳德三世能够减肥并且走出牢门，不仅能够获得自由，他还会将爵位和封地还给他。

可惜的是，罗纳德三世不是一个拥有自制力的人，他没有办法抵挡弟弟每天送来的美食的诱惑，结果不仅没有减肥，反而比以前更胖，只能终身待在这个狭小的牢房里。

从上面的例子我们可以看出，一个没有自制力的人就好像被关押在牢房里的囚犯一样。拥有自制力才能拥有真正的自由，那么培养自制力应该从何做起呢？这里我们给大家介绍几种常见的培养自制力的方法。

心理调节

💜 **心理暗示法**。很多人都不缺乏提高自制力的想法，但是大多数人都不能真正做到。这归根到底还是一个思想问题，自己在潜意识里告诉自己这个问题太严重，已经根深蒂固，根本没办法改掉。这样从心底里就放弃了改变的想法，在这个基础上谈保持自制力就有点缘木求鱼的味道。所以，要实现培养自制力的目标，首先就要从心理上克服"我不行""改不掉"的想法，要相信"一切皆有可能"！

💜 **制订合理的计划和目标**。我们在做事情的时候容易拖拖拉拉、半途而废，很大程度上是由于缺乏一个清晰、合理的计划和目标。在拟订计划的时候，要注意目标的明确性和可实现性，不能超出能力范围之外。当然对于每一步该做什么，需要花多少时间都要有一个明确的规定。我们在做事情的时候，既不能因感到目标很遥远而产生畏难情绪，也不能觉得时间很多而产生拖拉思想。

💜 **松弛训练**。失去自制力通常发生在心理比较紧张的状态中，心理上的紧张通常会导致身体的一些反应，如神经紧张、呼吸急促、心跳加快、声音嘶哑等。当我们通过机体的松弛训练使精神放松下来的时候，人的自制力也会跟着增强。因此，我们在从事可能会引起情绪紧张的活动之前，可以先做一些松弛训练，如深呼吸、散步等，从而使身体进入一个相对放松的状态。

💙**运动**。可以通过练习瑜伽、气功、太极等方式来提高自制力。这些运动都要求练习者在训练过程中排除一切杂念，全身心地投入，保持内心的绝对平静。这对培养自控力有很大的促进作用。

十三、"自言自语"心理调节法

人的音调会对自身起到镇静的作用，从而产生一种心理上的安全感。在紧张时，大声与自己对话，有助于理顺大脑中混乱的思绪；将恐惧和忧虑宣泄出来，使心中的压力获得合理疏解，从而有助于实现心理平衡。

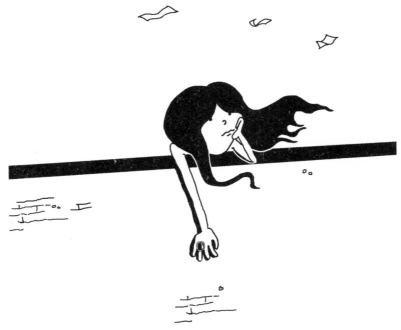

🌼 **心灵故事**

李琳是一个 22 岁的女孩。最近她发现自己老是爱幻想，如李琳会幻想如果老师让她去教同学跳健美操，她会怎样说、怎样做等。让李琳觉得更糟糕的是，她会将幻想的情景里的对话不经意地小声说出来，她觉得要是被别人听见肯定会很尴尬。

李琳出现这种自言自语的情况已经很久了，大概是从初中开始就这样。每当别人指责她，而她又被逼得无话可说的时候，便会对那件事耿耿于怀。李琳会不断地想应对的方法，应该怎么反驳对方的指责。而她幻想的情景中的表情和对话，很容易就会流露出来，好像真的发生了一样。所以，她特别害怕跟同学一起走，担心自己一时控制不住说出来的话会让她们听到，怕她们觉得自己不正常。有时候，她怀疑自己是不是心理上有什么问题。

李琳的担心是没有必要的。恰恰相反，自言自语也是一种自我调节、缓解心理压力的方式。在工作繁忙、着急、压力大、紧张或烦躁时，很多人都会一边自言自语，一边做手头上的工作。这是因为，当人们被不良情绪所困扰，又无法找到合适的倾诉对象时，出于自我保护的本能，便会通过自言自语的形式宣泄内心的不满、焦虑等不良情绪，使心理达到平衡。也就是说，当人们受到外界不良信息刺激时，用"自言自语"的方式缓解内心的压力，是一种积极的心理调节方法。

研究发现，一个人说话比较多对健康十分有益，哪怕是在家里自言自语也一样。因为人们在讲话的过程中可以对大脑形成刺激，活跃思维，从而跳出固有的思维模式。同时，讲话会让人们涌现灵感和创造力。此外，说话时的口腔运动会让大脑的供血更加充分，改善因连续用脑而造成的大脑缺氧状态。老年人经常自言自语，有助于增强记忆力，抵抗脑神经的衰老和退化。生活中有不少女性喜欢唠叨，她们正是以这样的方式发泄内心的苦闷，使心理达到平衡状态，即使没有听众，她们也会自问自答一番。

心理调节

"自言自语"主要有以下几个方面的心理调节作用：

人的音调会对自身起到镇静的作用，从而产生一种心理上的安全感。大声与自己对话会理顺大脑中紊乱的思绪，这一点在紧张时尤为突出。因为内心对话在许多时候会显得混乱，而"自言自语"可以让你将思考的速度放慢，继而改善睡眠。"自言自语"可以轻松解决许多个人问题。在与自己对话的过程中，各种错误的看法与解决问题的正确方式都会得到澄清和明确。这样，到最后解决问题的时候就不会那么困难。将担心和忧虑说出来，心理压力便会变小，有助于心理平衡。

所以，不妨坦然接纳"自言自语"，借助它来调节自己波动的情绪和失衡的心理状态。通过自言自语，说出引发不良情绪的事件，采用自我对话的方式表达自己的感受和想法，从而达到心理平衡。

除了自言自语，还可以试一试"长吁短叹"。人们通常认为"唉声叹气"是不良情绪的外在表现之一，但是事实上它有时候也是让人们放松情绪的方式之一。

十四、神经衰弱怎么办？

较长距离的散步——通常以 2 ~ 3 公里为宜，有助于调整大脑皮层的兴奋和抑制过程。体育锻炼可以在大脑皮质的相应区域建立优势中心，促使那些"过于疲劳的区域"尽快得到休息，使神经系统处于最佳状态，是缓和神经系统过度疲劳的"松弛剂"。

心灵故事

高阳是某大学一年级的男生。由于他是全村唯一考上大学的孩子，乡亲们都对他寄予很高的期望。面对热情的乡亲们，高阳非常激动，决心好好学习，争取考上研究生为父母争光。但是高阳的父母都是本分的农民，家庭情况并不宽裕，给他交了学费以后，家里就没有多少钱了。因此，在上大学后，高阳没有固定的经济来源，只能靠每个月的贷款维持生活，因而时常被经济问题弄得心烦不已。尤其是每次学校需要交费的时候，高阳便会为怎样才能凑出这笔钱而苦恼。

为了不辜负父母和乡亲们的期望，高阳下定决心节衣缩食以渡过经济难关。他在进入大学后没有买过一件衣服，班上组织的郊游、同学的生日聚会等活动也是能不参加就不参加，每顿饭能不吃菜就不吃菜，以节省手中并不宽裕的生活费。可是这样一来，便有一些嘲笑他的同学认为"农村来的孩子就是小气"或是说他"一点都不潇洒大气，不像个男生"……每当面对这样的言论时，他只能选择无奈地苦笑。

他的沉默和苦笑并不代表这些话没有伤害到他。每当想到同学们在背后这样议论他的时候，他便会感到这是对自己人格的侮辱。但是想想现实的残忍，他也只能将这些苦涩咽到肚子里。由于同学的议论和嘲笑，高阳时常感到非常委屈和苦恼，常常叹息命运对他不公平。

因为这些事情的影响，大学一年多，高阳都没有办法像以前那样把心思集中到学习上，导致学习成绩直线下滑，这让他觉得很对不起家乡的父老和亲人。在这样的心理状态下，高阳近半年来晚上都难以入睡，即使睡着也很容易被惊醒；白天头昏、四肢无力便成了高阳每天都会经历的事情。

从高阳的病症来看，他明显是患有神经衰弱症。神经衰弱属于心理疾病的一种，是一类精神容易兴奋和脑力容易疲乏的神经症性障碍。它是一种常见且多发的神经症状。患者时常感到脑力、体力的不足，工作效率低下，是一种常伴有头痛等躯体不适的症状。通常神经衰弱患者并没有严重的行为紊乱，这与严重的精神病患者是有区别的。

神经衰弱患者多为青壮年，脑力劳动者居多。因为青年人社会经验少，对外界环境的适应能力较差，处理问题和社会交际的技巧还不成熟，所以很容易产生心理冲突。加之青年人正值由家庭向社会的过渡阶段，需要独立适应新的环境，在这个时期可能会受到更多社会环境的影响，如果不能及时排解这些不利影响，便会很容易因为心理上的冲突，导致神经衰弱的发生。据统计，神经衰弱患者占神经精神科发病人数的40%。同时，女性患者明显多于男性患者。

什么才是神经衰弱呢？临床上神经衰弱通常表现为：

1. 脑力不足，精神倦怠。患者时常感到精神疲乏，注意力难以集中，记忆困难或工作不能持久、效率低下等。在这种状态下，神经细胞容易兴奋，导致能量消耗过多，因而即便得到充分休息也会有疲劳感。

2. 对外界刺激过于敏感。在日常生活中，读书看报通常是人们的一种休闲娱乐活动。但是精神衰弱患者在从事这些活动的时候，非但无法放松，反而会特别兴奋，经常会出现浮想联翩，无法自控的现象。尤其是在睡觉前读书看报的时候，患者常常会不由自主地陷入回忆中，进而导致神经兴奋无法入睡。

3. 易烦易怒，情绪波动大且缺乏忍耐性。本来大脑皮质的内抑制机制可以帮助我们冷静地处理问题，抑制情绪的过大波动，但是由于神经衰弱患者的内抑制力下降，导致情绪波动变大，缺乏常人具备的忍耐性，从而会经常性地出现在没有细致分析前就大怒或大喜的状态。这种精神状态通常外化为情绪急躁，容易对他人发火，碰到好消息时又会马上大喜过望不能自制等表现。

4. 紧张性疼痛。在由神经衰弱引起的疼痛中以紧张性头痛最为常见。有时患者还表现为腰背或四肢肌肉痛，这种疼痛通常与劳累没有明显关系，即使休息也无法得到缓解。总的来说，神经衰弱患者的疼痛通常与情绪紧张有密切联系。

5. 睡眠障碍。常见入睡困难、容易惊醒、多梦、缺乏真实的睡眠感等，患者在醒后仍然觉得困乏甚至更难受。神经衰弱患者在上床前感到昏昏欲睡，上床后大脑却静不下来，思维活跃，因而内心焦急。这时，患者会使用各种方法使自己冷静下来，但往往都难以奏效。患者对周围的声、光等各类刺激特别敏感。此时，时钟运作的声音、汽车的喇叭声、脚步声、室外的灯光等，都会成为其失眠的理由。

性格不开朗、心胸狭窄、敏感多疑和过分主观的人群是神经衰弱症的易发群体。生活中，工作环境不良，长期持续的紧张脑力劳动，精神创伤以及其他因素，如失恋、上下级关系不合、意外打击等，都会引起精神衰弱的产生。

超负荷的体力或脑力劳动容易引起大脑皮层内抑制功能的紊乱，从而产生神经衰弱综合征。据统计，在神经衰弱患者中，脑力劳动者的发病率占患者总数的 96% 以上。这间接说明神经衰弱症与过度脑力劳动有关。大脑皮质的内抑制过程减弱是神经衰弱的主要病理和生理基础。但是，有些人即使大脑长期处于紧张状态，也没有发生神经衰弱。这就说明任何事都不是绝对的。

👥 心理调节

如何缓解神经衰弱呢？

💜 **通过体育锻炼进行自我调节**。散步有振作精神、减轻头痛的效果。神经衰弱患者如果进行较长距离的散步，将有助于调整大脑皮层的兴奋和抑制过程，通常以 2 ～ 3 公里为宜。而体育锻炼则有助于大脑皮质相应区域建立优势中心，促使那些"过于疲劳的区域"尽快得到休息，使神经系统处于最佳状态，是缓和神经系统过度疲劳的"松弛剂"。

一般下午及傍晚的运动有助于当晚的睡眠，而清晨、上午及睡前从事运动对睡眠的帮助则相对较少。此外，不同运动量也会对睡眠造成不同程度的影响，一般中等程度的运动可以加快入睡时间；剧烈的运动不能加快入睡时间，但却能使后半夜睡得更好；过分剧烈的运动，如长跑对睡眠的影响则主要发生于跑完后的第二晚。这里需要指出的是，运动量要由小到大依次递增，否则不仅对稳定情绪不利，反而会使神经系统紊乱程度加深。

💜 **放松疗法**。对神经衰弱的治疗，除了使用必要的药物，心理治疗也是一种行之有效的方法。

第一步，以舒适的姿势坐、卧或平躺，闭上眼睛，将注意力集中在头部，然后咬紧牙关，使面颊感到紧张后将牙关松开，这时咬牙的肌肉便会产生松弛感。依次将头部、颈部各处的肌肉逐一放松。

第二步，将注意力集中在双手上，双拳紧握直至产生酸麻的感觉，然后松开双手开始放松，将双手放置在舒服的位置，保持松软无力的状态。以此类推，将注意力集中到胸部、肩部、腹部、腿部，依次放松。

最后，保持全身轻松状态，2~3分钟即可。

十五、嫉妒让人疯狂

古罗马诗人奥维德在《变形记》中描写了一个"嫉妒"的拟人形象——因维迪亚。因维迪亚不知道什么叫欢乐，只有在目睹别人的痛苦时她才会欢笑。每当看到成功或者幸运降临到他人身上时，她便会气急攻心而一病不起。她在吞噬别人的同时，自己也饱受伤害。从某种程度上说，她就是自己的酷刑。

❀ 心灵故事

刘亚男是某公司的一名白领。初看上去，她是一个粗线条的人，每天都是随意收拾一下就拎起包包往公司跑。平时说话也是大大咧咧，毫无淑女风范。所以，她给同事们的印象就是一个"男人婆"。这与公司的另一名同事许薇薇正好形成鲜明对比。许薇薇在公司里是出了名的爱打扮一族。她穿着讲究，看起来时髦洋气，所以总是能够吸引别人的眼球。理所当然的，她成了所有人热衷议论的话题人物。

每当同事们津津有味地评论许薇薇的发型或是衣服的时候，刘亚男总是先沉默一阵，然后强挤出一个笑脸。这种小小的嫉妒逐渐埋在她心底。

一天，刘亚男的上司邀她出去喝咖啡，顺便谈点工作上的事。在与上司的谈话中，刘亚男得知许薇薇的工资待遇比自己高，这一下子点燃了她内心蓄积已久的嫉妒之火。刘亚男认为在长相上自己可能比不上许薇薇，但是要论工作能力，自己并不比许薇薇差。

回到家里，刘亚男越想越不平衡，越想越来气。于是第二天上班她就一五一十地将这件事宣扬了出去。知道真相的同事们与刘亚男一样，突然觉得自己受到了不公平的待遇，心里也开始不平衡起来。

自打那天之后，同事们不再夸赞许薇薇衣服得体、发型漂亮，反而横竖看她都不顺眼，处处和她对着干。几个星期过后，许薇薇便递上辞呈。然而，让刘亚男意想不到的是，随着许薇薇的离开，自己也成了同事们眼中的异类。大家觉得她嫉妒心强，挑拨是非，没人愿意跟她交往。

在这件事中，许薇薇和刘亚男可以说是两败俱伤，产生这种局面的一个重要原因就是刘亚男的嫉妒心。正是嫉妒心理的过度膨胀让她失去心理平衡，结果不但伤害了许薇薇，也伤害到了自己。或许同事中早就有人知道许薇薇享受与他们不同的待遇，但是他们没有像刘亚男那样带头挑起是非。刘亚男一出头，他们便会一拥而上，掀起对许薇薇的讨伐，将其孤立并从公司里排挤出去。而刘亚男就在不知不觉中成为别人的工具，被他们利用。当刘亚男为此焦头烂额甚至有些懊恼的时候，他们却坐收渔翁之利。

心理学上对嫉妒心理的解释是：人们为争取一定的权利或者利益而对相应的幸运者或潜在的幸运者怀有的一种排斥、冷漠、贬低甚至敌视的心理状态。嫉妒就内心感受来讲，前期表现为由攀比到失望的压力感；在中期则表现为由羞愧到屈辱的心理挫折感；到后期则表现为由不服、不满到怨恨、憎恶的发泄行为。

❀ 心灵故事

古罗马诗人奥维德在《变形记》中描写了一个"嫉妒"的拟人形象——因维迪亚。因维迪亚不知道什么叫欢乐，只有在目睹别人的痛苦时她才会笑。她整日忧心忡忡，时常在睡梦中惊醒。每每看到成功或者幸运降临到他人身上时，她便会气急攻心而一病不起。她在吞噬别人的同时，自己也饱受伤害。一定程度上，她就是自己的酷刑。同时，她也给别人带来灾难和毁灭。

奥维德对于嫉妒情绪的极端描写充分说明"嫉妒"的阴暗性和伤害性。嫉妒的人整天阴沉着脸，他们不是平静的忧伤而是恶毒的阴郁。在他们的生活中没有阳光、没有温暖、没有感动。他们的生命缺乏活力、激情，时时刻刻地被焦虑灼烧。

嫉妒与羡慕不同，前者潜伏着对他人幸福的破坏倾向，而后者则是对他人幸福的一种祝福和鞭笞自己追求幸福的动力。如果没有对羡慕之情加以合理疏导，那么处在羡慕之中的人也会逐渐变得尖酸刻薄，滑向嫉妒。

嫉妒的人总是在拿别人的优势、长处来折磨自己。嫉妒使人把时间用在阻碍和限制别人身上，而不是专注于自我提升。嫉妒者的流言、恶语、阻挠、陷害等往往对被嫉妒者造成恶劣影响。结局通常是嫉妒者本身自食其果，最后落个两败俱伤的下场。

所以，嫉妒心是一把双刃剑。合理限度内的嫉妒可以让一个人找到与别人的差距，从而发奋努力、不断进取，获得更好的成绩。这时的嫉妒心是积极的，甚至对人有益。但是如果嫉妒心过度膨胀，而又没有采取行动来缩短与他人之间的差距，那么时日一长，嫉妒心便会达到变态和疯狂的程度。这时的嫉妒心就变成了一种破坏性的力量，这种力量不但会伤害他人，还会灼伤自己，于人于己都无益。

心理调节

因此，想要控制嫉妒心理，就要不断提升自身的修养，开阔眼界，这样才能让自己活得更加精彩。怎样才能克服嫉妒心理呢？可以从以下几个方面进行尝试：

正确认识嫉妒心理。嫉妒心理会产生一种主观的臆想，导致对自身的否定。民间俗语说：一个好汉三个帮。这句话的意思是说，仅仅靠一个人想要获得成功是很困难的，要想获得成功，除了自身的努力还得靠大家的帮助。而嫉妒会蒙蔽双眼，让你无法用平常心去看待别人的优势，最终只会损人损己。

💗**客观评价自己**。当萌发嫉妒心理的时候，要主动调整自己的意识和行为，冷静地找出与对方的差距，肯定自己优秀的一面，而不是用自己的劣势与别人的优势相比较。扬长避短才能给自己带来成功。

💗**将心比心**。嫉妒往往给他人带来许多苦恼和麻烦，换位思考有助于疏导嫉妒心理。但人们往往只能站在自己的立场上观察别人。许多怀有嫉妒心理的人常说："我要是站在他的立场上，我就不会这么做。"看起来他好像已经站在对方的立场上，但实际上他仍然是站在自己的立场上去想当然地揣测别人的想法。

💗**见强思齐**。在这个世界上，十全十美的人是不存在的。被称为"宇宙之王"的霍金患上了会使肌肉萎缩的卢伽雷氏症；被后人称为"维也纳三杰"之一的贝多芬是一个聋子。人们都有自己的优势和弱项，想要不断提升自己，就应当化嫉妒为动力，这样才能使自己不断地前进。

💗**自我宣泄**。当感到自己快被嫉妒的火焰点燃时，找知心朋友或者亲人倾诉一下。在你倾诉的过程中，不但可以让内心的嫉妒之火熄灭，还可以在他们的帮助下进行理性的分析，阻止嫉妒之火的蔓延。

总而言之，在嫉妒心理刚刚出现的时候就要敏锐地觉察到，不能对嫉妒心理隐藏的各种细节视而不见。要积极地驾驭这种心理，在为别人的成功和进步祝福的同时，为自己树立一个目标，通过正当的方式展开竞争，实现共同进步。绝不能像刘亚男那样，因为心理不平衡而攻击嫉妒的对象，那只能导致"伤敌一千，自损八百"的结局。

十六、走出自卑的阴影

黑格尔说："自卑往往伴随着懈怠。"现实生活中，自卑会将一个人的雄心壮志消磨得一干二净，使他自暴自弃。只有摆脱自卑的困扰，昂首挺胸面对世界、面对人生、面对他人，才有可能为自己打开一扇新的窗户，开启一段新的旅程，达到一个新的顶峰。

❀ 心灵故事

邓宇是一名初中三年级的学生，他不爱说话而且遵守纪律，很少出现迟到早退等现象，是老师和家长眼中的好学生。然而，在一次因为生病导致的考试失利后，邓宇的学习成绩开始下滑，渐渐变得不爱与人交往，上课时也经常开小差，遇到老师和同学总是尽量回避。如果有人在大街上叫他的名字，他便会有一种强烈的想要躲起来的冲动。

邓宇的表现说明他有比较严重的自卑心理。自卑就是轻视自己。具有自卑心理的人并不一定是本身有某些缺点，而是无法正视自己，常把自己放在低人一等的位置上，并陷入不可自拔的境地。主要表现是：第一，总是自怨自艾，对自己评价过低；第二，看待事情很消极，总是往坏的方面想；第三，不愿意改变；第四，意志消沉，把没有解决或者没有处理好的问题背在身上；第五，多愁善感，常产生猜疑心理，对自己和别人信心不足等。

自卑的人大脑皮层长期处于抑制状态，从而容易产生各种病症，如头痛、乏力、反应迟钝、记忆力减退等，而且不良的自我暗示极易导致宿命论和悲观论的产生。自卑的人一方面感受自己的自卑，另一方面又渴望超越自卑，在不断遭遇失败后便会导致抑郁症的产生。

自卑的成因是多种多样的：

1.缺乏成功的经验。成功的经验是影响自信心建立的重要因素，一个人成功的经验越多，他的自信心就越强。反之，如果一个人接连几次都失败，又不能冷静分析失败的原因，就会开始怀疑自己的能力，在挫折感中产生自卑心理。

2.非理性思维。自卑总是在对比中形成，人们常常希望自己能够无所不能，不允许自己在某些方面不如别人。从而忽视了人的特殊性，没有认真想过"人有所长，必有所短"的道理，过于苛刻地要求自己，进而产生自卑感。

3. 生理上的缺陷。有的人因为生理上存在某些缺陷而感到自卑，如身材矮小、肥胖等。这些缺陷让他们产生非常大的精神压力，担心自己会被他人耻笑，导致深深的自卑感。

黑格尔说："自卑往往伴随着懈怠。"自卑会将一个人的雄心壮志消磨得一干二净，使他自暴自弃。在现实生活中，即便在起步阶段走了点弯路，成就一时不如他人，也并不足以决定一个人的一生。诚然，看到许多同龄人比自己强，怎么说也是一件令人惭愧的事。这个时候，冷静地反思一下造成自己落后的原因是必要的，但是为此而自卑，甚至自暴自弃则是大可不必的。只要能坚实地走好每一步，前面就一定会有属于你的精彩人生。

👥 心理调节

克服自卑心理，可以从以下方面着手：

💟 **客观地认识自我**。承认"人外有人，天外有天"，自己不可能在所有的领域都凌驾于他人之上。所以，大可不必因为某些方面不如他人而自暴自弃。

💟 **树立自信心**。自卑来自对自己的不信任，只有相信自己才不会害怕别人的评价，才能克服自卑。

💟 **将劣势转化为优势**。拥有自卑感的人容易因为感到羞怯而退缩。但是在某种意义上，自卑也能激励人奋发进取，使自卑感成为走向成功的踏板。承认它的存在并想方设法弥补它而不是逃避它，才能达到自己的人生目标。

💟 **系列摆脱法**。系列摆脱法是指如果某件事不是自己能够胜任的，就不要强迫自己立即去做，规定自己一定要马上完成。要从简单的、容易的事情入手，在获得一个个小的成功、积累一定的自信后，再着手较为复杂的工作，以便一步一步靠近目标，并且最终实现它。

自卑的人不妨观察一下周围，便会发觉别人并不像自己认为的那样十全十美，而且大部分人对自己并无歧视之意，完全不必让自己陷入自惭形秽的情境之中。自卑并不可怕，只要你能正确、清醒地认识自己和他人，自卑感自然会离你而去。

十七、对付紧张的锦囊妙计

紧张时人们通常会自我安慰说："别紧张，没有什么大不了的！"然而，这种办法只会使人感到更加不安。因为这是在和自己的思维抗衡，会给自己制造更大的紧张感，正所谓"情绪如潮，越堵越高"。

✿ 心灵故事

朱慧，21岁，是一个性格开朗、人见人爱的女孩。但有一个问题一直困扰着她。平时她与朋友聊天时能说会道，什么问题都没有，但一上台说话就会结巴，表现得非常紧张。可是一从台上下来，她又恢复如常。据朱慧讲，其实她本人是比较想要表现自己的，但是由于容易紧张，大大地限制了自己的发展。结果，她经常给自己施加压力，对自己说不准紧张，可是越这样越是容易紧张。到后来，一些很小的事都会让她莫名紧张，有时接一个并不太熟悉的朋友的电话都会让她感到紧张。最后，一遇到上台或者在公共场合演讲这样的事情，她就想要逃避。朱慧担心这样下去会对将来的工作乃至生活造成不良影响。

紧张情绪是人体在精神以及肉体两方面对外界刺激所产生的反应，如结婚、生子、离婚、待业等都会使人紧张。通常紧张程度与周围环境和生活变化的大小有关。变化越大造成的紧张程度越重，反之亦然。紧张情绪会造成睡眠不安、注意力不能集中、头痛、心悸、疲累等。

现代社会是一个快节奏、高效率、竞争激烈的社会，不可避免地给人们带来很多压力，使人们的身体和意识时刻处于紧张状态，甚至连睡觉的时候都无法完全放松下来。一般来说，紧张情绪是一种有效应对外界刺激与困难的反应方式。因此，适度紧张可以使精神高度集中，以应付瞬息万变的环境。所以，紧张并非完全是件坏事。

不过，当紧张状态持续时间过长时，就可能使机体内部的平衡遭到破坏，甚至会导致身体上的疾病。人若是长期、反复地处于高强度的紧张状态，便很容易产生负面情绪，如急躁、激动、恼怒等。严重者会导致大脑神经功能的紊乱，对心脏、肠胃等内脏造成严重影响，使内分泌系统紊乱，进而导致精神衰弱、头晕、头疼、心悸等症状，损害人们的身体健康。

❀ 心灵故事

在距今 1500 多年前，周兴嗣因为得罪梁武帝，即将被处死。因为两人曾经是以文会友的朋友，梁武帝并不忍心杀死周兴嗣，便限时一晚，让周兴嗣用 1000 个不同的字写一篇文章，如果文章好便赐他不死。

周兴嗣为挽救性命，在狱中挖空心思，用一夜的时间写出了《千字文》，终于得以活命。文章虽然写出来了，但是周兴嗣却在一夜之间须发皆白，变成一个老头。这就是一个典型的因精神过度紧张而导致加速衰老的事例。

当一个人已经出现紧张的情绪反应时，该怎么调适呢？对于这种情况，人们习惯劝慰当事人："别紧张，没有什么大不了的！"感到紧张的人通常也会用类似的话安慰自己。然而，这种办法几乎是行不通的，只会使人感到更加不安。因为这是在和自己的思维抗衡，会给自己制造更大的紧张感，正所谓"情绪如潮，越堵越高"。

👥 心理调节

当你感到紧张情绪已经出现的时候，可以从以下几个方面着手调节：

♥**调整心态**。要消除紧张心理，首先要做的就是降低对自己的要求。一个人如果事事都想要做到最好，事事都要争先的话，那自然就会感到时间紧迫、压力过大。如果适当放低对自己的要求，对别人的看法和评价不过分在意，也不过分强调自己的得失，那么心境自然会平和许多。

♥**接受紧张**。要正确对待紧张状态。紧张是正常的，适度紧张可以让你更加积极地应对遇到的问题。所以，不要一味地与这种情绪对抗，而是试着接受它。当你能够正视这种情绪时，需要做的就是问自己为什么担心？担心的是什么？最坏的结果会是什么？为何会这样紧张？这样，你便可以正视这种紧张情绪，从而能够冷静下来从容地应对。

♥**松弛有度**。强迫自己保持持续的、高强度的紧张状态无疑是一种对自己的惩罚。当你感到紧张时，不妨将手中的工作暂时放下，站在窗边极目远眺，让自己冷静下来。在工作之余参加一些自己喜欢的娱乐活动，比如游泳、逛街、听音乐、爬山、聚会等，都是不错的选择。

♥**松弛训练**。在空闲时间做一些放松身心的活动。具体的做法是：

1.找一个环境舒适的房间，放一首节奏轻缓的音乐，以自己感觉比较舒适的姿势站、坐或躺下。

2.闭上眼睛，排除杂念。如果在排除杂念时感到有难度，可以集中注意力去想象一个简单的物体，然后放松身体，慢慢地活动一下身体的关节和肌肉，直到感觉关节放松、肌肉松弛。

3.想象自己正漂浮在一个空旷的空间里，然后用想象力去丰富这个世界，如一望无际的草地、开满鲜花的花园或者任何美好的东西。

4.观察这个世界的细节，如叶脉的走向、花朵的颜色。闭上眼睛，随意想象。

通过这种反复的松弛训练，你的紧张情绪就可以得到逐步缓解，从而使身心达到更加平衡、放松的状态，精力更加旺盛，精神更加饱满。这样，工作的效率会更高，生活也会更加快乐。

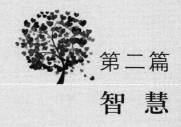

第二篇

智　慧

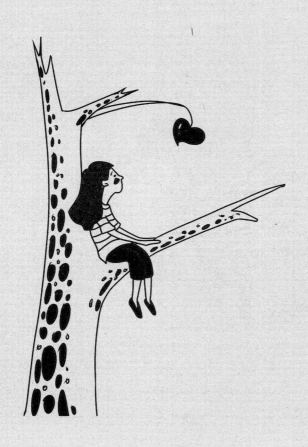

part 02

一、接受人生的缺陷

　　每个人都有缺陷和不足，如果总是盯住自己和他人的不足，或者拿自己的短处与他人的长处作无谓的比较，人生就会是痛苦的。坦然面对人生的缺陷，我们才能在内心的平静中度过愉悦的每一天。

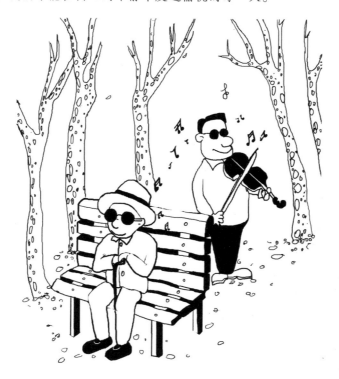

🌼 **心灵故事**

　　李超是某大学大一的学生，每当新生入学的时候，学校便会举行迎新晚会，让新生展示才艺，以快速地融入集体生活。李超其貌不扬，身材也是班上男生中最矮小的一个。不过，在迎新晚会上的一场演讲却使他成为同学眼中的巨人。在演讲中，李超充满激情地说："拿破仑的身高只有一米五九；伏尔泰有一个巨大的鼻子；法国国王路易十四有肥厚的嘴唇；塞万提斯有一双招风耳。瞧，我身上集合了这些伟人的所有特点。比起拿破仑，我高了四厘米；我长了和伏尔泰一样的大鼻子；还有与路易十四一样的厚嘴唇以及塞万提斯的招风耳。我的这些特征迟早会使我被载入史册。"

当李超做完他简短的演讲走下舞台时，会场里爆发出经久不息的掌声。

每个人都有缺点，世界上没有哪个人是十全十美的。虽然很多人都明白这个道理，可是在实际生活中，有很多人总是想方设法地掩饰自己的缺点，无法坦然地面对它们的存在。其实，人有缺点并不是什么可怕的事情，只要我们用正确的态度正视缺点的存在，克服自身的种种不足，人生便会走向更加完善和纯粹的境界。

还有一群人，他们不停地为自己制造烦恼，时常为一些微不足道的事情生气。有时候，别人的一个玩笑或者一句无心的话语，就可以让他们心里不快，甚至暴跳如雷。在人际交往中，如果不能用一颗宽和、平静的心与他人相处，反而时刻睁大眼睛挑别人的毛病的话，那么我们永远不能对一个人感到满意，会活得十分痛苦和烦闷。

❀ 心灵故事

有个人看到别人在骑自行车，便想如果自己能有一辆自行车就好了。于是他买了一辆自行车。当他在路上骑着自行车时，又看到别人骑着摩托车从身边呼啸而过。于是他又羡慕这个骑摩托车的人：这种风驰电掣的感觉太爽了。没过多久他又买了一辆崭新的摩托车。可是没过几天，天下起了雨，他又羡慕起那些开汽车的人。他想，如果有汽车我就不会被雨淋到，到了冬天我也不会挨冻了。就这样，他又买了一辆汽车。可烦恼又来了，由于路上的车太多，堵车便成了家常便饭。开车时经常堵在路上，耽误了很多事。一天，路上实在是堵得太厉害，一怒之下，他将车熄了火，走下车来。这时他发现，一群步行的人笑着从他的身边经过。

这个故事告诉我们，盲目的羡慕和攀比只是自寻烦恼。有些人从表面上看完美无瑕，他们的生活在外人看来光鲜靓丽、令人羡慕，但实际上他们也有着不为人知的烦恼和忧愁。也许，他们正羡慕着你普普通通、平平淡淡的生活。所以，缺陷和不足是生活的一部分，当我们能够坦然地接受它们的时候，我们会发现，人生原来可以更美的！

心理调节

除了自身的不足，生活中还有很多事情会让我们感到遗憾，这就需要我们以宽阔的胸襟去接受和容纳它们。有的人喜欢与人比较，一旦发现自己在某方面不如别人，就寝食难安。其实这是完全没有必要的，正所谓"无比较，则安乐"。人们总是认为别人拥有的就一定是好的，其实世界并非如此，别人的也不一定美好！

面对缺点，不论是自己的还是他人的，不妨都将一只眼闭上，用宽容的心态对待这些缺点和不足，这就相当于给自己一份轻松。这样你才能找到更多快乐的理由。因为现代人习惯把事情扩大化、复杂化，所以总是活得很累，焦虑、烦恼便由此而生。

这个世界上本没有烦恼，只不过想的人多了便有了烦恼。因为我们把自己的主观意志强加在这个世界上，才制造出这么多的烦恼和忧愁。想要使与人交往时的顾虑减少一些，就只有怀着坦然、单纯的心态去对待身边的人和事。当你以单纯的态度看待周遭的一切时，便会发现世界根本没有那么糟，很多事情并不像我们想象的那样复杂。其实世界很简单，只是你的心不安罢了。对每个人来说，这个世界本身并没有什么不同，不同的只是每个人看待世界的态度和方式。

二、别指望每个人都喜欢你

在现实生活当中，无论你付出了多大努力，就算觉得自己已经做到完美，也总是会有人不喜欢你。这是因为每个人都有自己的价值观。我们无法要求所有人都赞同自己的观点，我们也无法抹杀所有人的思想，就如同别人也没有办法让我们赞同他们的所有观念一样。因此，不必苛求自己，更不要因为别人的看法而迷失自我。

❀ 心灵故事

在国外，有一位画家想要画出令所有人都满意的画。在画好后，他将自认为最满意的那幅画拿到市场上展出，并让每一位认为此画有欠佳之笔的观赏者在画中作上标记。晚上，画家取回画后发现，整幅画都涂满了标记，没有一处是不被指责的。画家十分不快，同时也感到非常失望。

于是他决定换一种方法试试。到了第二天，他将临摹的画再次拿到市场上展出。这一次，他要求每位观赏者把认为最好的那一笔作上标记。当画家再取回画时，整幅画又涂满了标记，前一张上所有被指责的地方，如今都被画满了表示欣赏的标记！

画家不无感慨地说道："我发现了一个真理，那就是无论我们做什么，都不要奢望可以让所有的人都满意，我们要做的就是让一部分人满意就够了。"

在现实生活当中，无论你付出了多大努力，就算你觉得自己已经做到完美，也总是会有人不喜欢你。这是因为每个人都有自己的人生观和价值观，都有自己看待问题的方式和角度，都有自己的喜好和看法。我们无法要求所有人都赞同自己的观点，我们也无法抹杀所有人的思想，因为别人也没有办法让我们赞同他们的所有观念和所有看法。

人们都渴望得到别人的认可。比如，今天穿了一件新衣服，当别人夸赞衣服好看时，心里就会不自觉地开心起来。有时候，就算没有人注意到自己今天穿了新衣服，我们也可能会主动询问别人的看法。这时，如果得到一片赞扬声还好，如果有人表现出不屑、否定的态度，那么原本愉快的心情可能就会立即消失不见，甚至这种不快的情绪还会迁怒到他人，并从此在心底埋下芥蒂。

无论我们怎么做，都无法得到别人百分之百的肯定。所以不必苛求自己，不要因为别人的批评和指责而生气不已，更不要因为别人的言论而迷失自我。

❀ 心灵故事

有一个士兵当上了军官。每次行军时，他总喜欢走在队伍的后面。一次在行军的过程中，有人取笑他说："你们看他总是走在最后面，这哪里像一名军官，反倒是像一个放羊的。"军官听后，便走到队伍的中间，这时又有人讥讽他："你们看他都躲到队伍的中间去了，一个十足的胆小鬼，哪里还有点军官的样子！"军官听后，只得走到队伍的最前面，这时又有人挖苦他："嘿，你们瞧他那高傲的样子，还没有打过一次胜仗就走到最前面，太丢人了。"这名军官听了非常恼火，这到底算怎么回事！为什么走在队伍的哪个位置都会有这些乱七八糟的声音呢？

其实，我们生活在一个错综复杂的世界里，没有一个人能够完整地认识我们。因为我们都生活在自己所感知的世界当中，就像一千个人眼里有一千个哈姆雷特一样，别人对你的认知只是通过他们所接收到的外在信息表现出来的，就如同经过哈哈镜反射过的投影一样，永远不可能是一个完整、真实的形象。那么你又怎么能够奢求所有的人都对你满意呢？

在日常生活和工作当中，各种飞短流长无孔不入。如果你在乎别人对你的每一句评价，那么你只会心乱如麻。如果你希望每个人都对你感到满意，就必须做到尽善尽美，可真正的完美是不存在的。完美是一种不切实际的期望，它只会让你背上沉重的包袱，让你失去享受生活的心情和机会。

现实生活中，很多人为了讨好别人，都会犯这样的错误，进而在不知不觉中迷失自我。没有任何人能赢得所有人的喜爱，你也一样。所以，请允许有人不喜欢你，这很正常。

三、客观地评价自己

观察自己，包括那些不经意间的一举一动，透过举止洞察自己的内心世界。例如，为什么在听到批评时你会变得激动和愤怒？为什么不能冷静地看待自己和周围的人？只有了解自己的外在行为和内心世界，才是真正了解自己。

✿ 心灵故事

有一个人向他的朋友抱怨道："我的领导一点都不尊重我，改天我要大声地告诉他我要辞职！"这时，他的朋友问他："你对公司的业务完全弄清楚了吗？"在得到否定的答复后，他的朋友给了他这样的建议："'君子报仇，十年不晚。'我建议你把一切技巧都学会，甚至包括怎样修理电脑，等到他们已经离不开你的时候再辞职。你可以把公司当作一个免费学习的地方，这样你不但出了气，还能学到一身的本领。"

一年之后，他的朋友问他："你现在是不是已经准备咆哮着将辞职信丢到领导的桌子上？"这时那个人一脸惊讶地说："辞职？我疯了吗？现在老板对我委以重任，又是升职又是加薪，我现在过得不知道有多好！"

他的朋友笑着说："我早就知道会这样，当初你的老板不看重你，是因为你的能力不足。在你痛下苦功后，能力大幅提升，老板当然会对你刮目相看。只知抱怨别人却不肯反省自己，这是许多人常犯的错误！"

上面这个故事讲的正是如何客观地审视自我。故事中的人物忽视了自身的不足，片面地指责上司。幸运的是，他有一个睿智的朋友，以一种巧妙的方式阻止了他做出错误的决定，并且用恰当的方式引导了他正确地认识自己。

心理调节

只有全面认识自己，才能公正地评价自己的能力，并在此基础上激发自己最大的潜能：

💜 **观察自己，包括那些不经意间的一举一动。**这样做的目的是为洞察自己的内心世界。例如，为什么在听到批评或者质疑时你会变得激动和愤怒？为什么无法像别人那样冷静地面对他人的批评？只有了解自己的外在行为和内心世界，才是真正意义上的了解自己。全面审视自我不可能一蹴而就，必须像他人观察你一样不断地观察自己，这样才能全面地了解自己。

💜 **全面认识自己。**既要对自己的外在形象，如外貌、衣着、风度、谈吐、举止等有一个客观的认识；又要对自己的内在素质，如学识、心理、道德、能力等有一个客观的评价。要明白，一个人的美应该是外在美与内在美的和谐统一。正所谓"金无足赤，人无完人"，每个人在外在形象和内在素质上都存在自己的优势与不足。对此，我们既要看到自己的优点和长处，更要正视自己的缺点和不足，从而更好地完善和发展自己。

💜 **要善于从他人的眼中认识自己。**不要总是顾影自怜、孤芳自赏。这样做的结果就是你无法走进别人的心里，而别人也没有办法走进你的心里，从而失去从不同的角度认识和评价自我的机会。

四、换个角度看问题

现实生活中，你的情绪是由看待问题的角度决定的。如果总是从一个方面看待某个问题，在不转换思维方式的情况下，或许你看到的永远都是"不幸"或者"倒霉"。"幸运的人总幸运，倒霉的人总倒霉"便是这样一个道理。

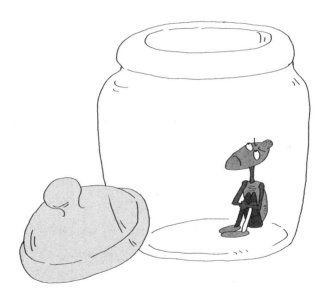

✳ 心灵故事

在学校里，老师用粉笔在黑板上画了一个很大的白圈。然后老师指着黑板问同学们："你们看到了什么？"所有的同学都异口同声地回答道："一个白色的圆圈。"老师惊讶地说："你们只看到了白圈吗？这么大的黑板，大家都没有看到吗？"听到老师的话后，同学们面面相觑。

为什么所有的同学都只看到那个白圈，而将一整块黑板忽略掉呢？其实这就是思维惯性。如果一个人受到惯性思维的影响，在面对问题时将会得出与往常近乎相同的答案。惯性思维并没有什么错误，但是如果一个人长期受惯性思维的控制，便会抑制想象力和创造力的发挥，在遇到问题的时候容易将自己限制在一个圈内，导致原地踏步、钻牛角尖。

一位名叫埃利斯的美国心理学家曾经提出一个叫"合理情绪"的理论。埃利斯认为，人的情绪不是由某一诱发事件本身引起的，而是由经历这一事件的人对这一事件的解释和评价所引起的。这就是说，引起人们情绪结果的因素是人们心中的信念而非事件本身。在现实中，许多遭遇挫折的人，往往第一反应是"想不通"，认为"自己倒霉"，其实这些都是当事人自己片面的认识和解释，正是因为这种认识才产生了情绪上的困扰。

埃利斯认为，人的思维是借助于语言而进行的。人们若是不断地重复某种不合理的信念，便会导致其产生无法排解的情绪困扰。他认为，大多数人的思考并不符合逻辑，如我刚刚犯了一个错误，这证明我不是完美的，可我应该是完美的啊！正是由于这些信念，让人们产生了罪恶感、焦虑、忧郁等负面情绪。

现实生活中，你的情绪是由你看待问题的角度决定的。如果总是从一个方面去看待某个问题，在不转换思维方式的情况下，你看到的永远都是"不幸"或者"倒霉"，这样你也就永远不可能高兴起来了。"幸运的人总幸运，倒霉的人总倒霉"便是这样一个道理。

当被领导批评之后，你可能对领导恨之入骨，恨不得马上辞职走人。可是不行，你想要生活就需要工作。于是，你开始敷衍工作，对领导说的话充耳不闻，见到领导就避而远之。久而久之，领导可能不再批评你，可是你离失业也就不远了。如果你在被批评的时候换个角度想一想：领导批评我是因为看重我，是因为对我抱有期望，是为了让我有更大的进步。

如果我已经不再适合这份工作，领导何必浪费精力对我进行批评教育呢？直接让我卷铺盖走人才是他应该做的事。

一个人是否睿智，可以通过他（她）在调控情绪的能力上反映出来。我们说一个人是不是善于调控情绪，是从他能否多角度、多方面地分析和处理问题来判断的。只要你放下偏见与固执，在遇到问题时能够从各个方面去观察、分析，一定会发现许多事情都存在着它的另外一面，有的时候你还能从中得到意外的惊喜。比如，你平时都是竖着将苹果切开的，但是如果你哪天心血来潮，将苹果横着切开，便会发现一个"五角星"，这是你以前从未发现的。瞧，仅仅是换一种切法，你便发现一个鲜为人知的"秘密"，这难道还不足以让你的情绪为之一振吗？

✿ 心灵故事

夏萌是一个30多岁的企业白领。两年前她被查出患了乳腺癌，只能做切除手术。令她没有想到的是，手术刚刚做完，她的丈夫便向她提出离婚。不仅如此，丈夫还将他们只有五岁的儿子也一起带走了。就这样，夏萌的世界一下子坍塌了。很长一段时间，她都没有办法打起精神。她常问自己："在这个世界上，我还有什么？还有什么是值得我留恋的？我的生活已经完全没有希望。"那时的天空对她来说是灰暗的，那时的人生对她来说，除了晦暗还是晦暗，外面的阳光再强烈，也没有一丝可以温暖她的世界。

一天，她站在镜子前，顿时被自己吓了一跳，镜子中那个面容憔悴的人真的是我吗？她不禁这样问自己。"原本那张年轻漂亮的脸去了哪里？那个充满活力的自己又去了哪里？"想到这里，夏萌想，日子总要过下去，就算再悲苦也不会有人可怜我，就算有人可怜我，那又能怎么样？根本不会使我的生活有任何改变。与其这样折磨自己，不如试着接受现在的人生，好好地、努力地活下去。

自这天起，夏萌开始在每天出门前精心地打扮自己，每天都以饱满的热情出门。因为心态的转变，她的工作也渐渐有了起色，越来越得到领导和同事的认可。他们觉得这个夏萌与以前他们见到的那个完全不同，现在的夏萌对生活充满信心、对工作充满激情、对同事心怀热忱。就这样，领导和同事们对她的态度也发生了转变，这让她觉得生活越来越充实。她觉得这个世界上一定还有与她一样遇到过致命打击的人，于是她便利用业余时间以自己在遭受打击后的心态与重新站立起来的经历为蓝本，创作了一本励志小说，希望有更多的人能够分享她摆脱困境、走出人生低谷的经验。

现在的她每天出门都会随身带一面小镜子，只要有时间便会拿出小镜子照一照。她并不是在检查自己的妆容是否姣好，而是对着镜子微笑，她在镜子中不断地告诫自己，想要从人生的低谷中站起来，就要看到事情的另一面。她常常对人们展现出友善的微笑，因此周遭的人们也同样以微笑回报她。

当夏萌从悲观的低谷中艰难地爬出来后，从她嘴里再也听不到牢骚和抱怨。现在，你从她身上看到的是对生命的豁达，对生活的积极向往。她的脸上永远都挂满明媚的笑容，再也看不到悲苦，有的只是对生命的热爱和执着。

因此，想要调整情绪，想要从人生的低谷中走出来，就必须建立一个新的思考模式。遇到事情时，不要用一般的惯性思维去思考问题，要积极调整心态，让自己从相反的角度去考虑，看到事物背后积极的一面，这样便可以轻松调节情绪了。

五、改变形象，改变心情

心理学家曾经请来一些抑郁症患者，让他们采取不同的姿势，患者的感觉也随之发生了微妙的变化。

• 078 •

❀ 心灵故事

　　小王和女朋友分手了。他因为感情上的问题影响到工作，被主管狠狠地批评了一顿。这让本就情绪低落的他更加难过，走路耷拉着脑袋，佝偻着身子，满脸沮丧。每天从家里到办公室或者从办公室回到家里，都让他感到十分疲惫，一坐下来就感到筋疲力尽，整个人像散了架一样，整个身子都陷到椅子里，一动都不想动，周围的人看着都替他着急。他的父母为此更是跟着着急上火。

　　一天，他吃过早饭正准备出门上班的时候，一直保持沉默的父亲走到他身边，把公文包递给他，说了一句："孩子，抬头挺胸，笑着去迎接这一天吧！"父亲说完就转身回去了。小王愣了一会儿，走出了家门。在路上，父亲的话始终在他的耳边萦绕着。他抬头看了看天边的朝阳和如火的云彩，脸上不觉浮现出笑容。小王发现自己的世界似乎在那个瞬间变得明亮起来。于是他甩了甩头发，昂起头，挺直腰杆，觉得浑身上下忽然又充满力量。从那天开始，小王走出了失恋造成的情绪低谷，又恢复到那个充满阳光和活力的小伙子。

　　每个人都有兴致高昂的体验。那时看天，天是湛蓝湛蓝的；看云，云是洁白洁白的；听风，风也是和煦温暖的。其实天还是那片天，云还是那片云，风也始终是那个味道，只是当我们拥有良好的心境时，会更容易充分享受生活的美好。

　　开心的时候，我们的面部表情一定是微笑的。喜欢微笑的人，一般来说，更容易用冷静、沉着、乐观的态度应对各种矛盾和压力，在迎接挑战的时候更容易从容不迫、处变不惊。相反，不喜欢微笑的人，通常面部表情呆板，甚至会影响到与别人的正常交往，从而进一步加剧孤独感和挫折感，形成恶性循环。

　　微笑是由某一特定的情景引起的一系列面部肌肉的变化，是受人主观意志支配的一种生理表现。如果一个人长期处于心情烦闷和抑郁的状态，那么他的嘴角一定是下撇的。而这样一种生理表现，只会让人的情绪变得更糟。从心理学的角度看，微笑可以转移和淡化不愉快的心情，让人变得活泼开朗，同时还能带给人积极向上的精神状态。也就是说有意识的微笑具有积极的心理暗示作用。

当一个人疲倦、沮丧但是并没有生气时，会呈现出一个什么样的站立和坐卧姿势呢？想象一下，他一定会是垂头丧气，佝偻着肩膀，松松垮垮的肢体语言和涣散、怨天尤人的目光。看，一个沮丧且疲倦的形象已经出现在你面前。这就是心情对我们外在姿势的影响。

这种影响是双方面的。情绪会影响我们的姿势，反过来姿势也会影响我们的情绪。要知道，我们的神经是很"蠢"的，如果经常弯腰驼背的话，这种姿势就会告诉我们的神经："我现在是沮丧的，是没有生气的。"这时我们就更容易变得沮丧。但如果这时我们能打起精神、抬头挺胸，马上会觉得好多了。这让人觉得很神奇。

国外的学者曾经做过这样一个实验，他们找来了一些抑郁症患者，其中有些已经服药超过 20 年。科学家们惊讶地发现，患者采取不同姿势后就会有不同的感觉。例如，当他们笔直站立的时候，几乎没有人会感觉到忧郁。由此可见，改变姿势的确是可以改变心情的。因此，当你昂首挺胸、深呼吸并保持微笑时，就不那么容易沮丧了。

有人可能会说，随时直挺挺地站着不舒服，我又不是军人，为什么要天天搞得像站岗一样？其实习惯成自然，一个好的姿势并不会花费你太多的精力。自然地挺直背部，并且保持身体其他部位的放松，才是健康的姿势应该有的肢体表现。实际上，保持这样的站立姿势并不会让你感到任何的紧张或疼痛。有一个简单的技巧：想象自己是一根绳子，有人在轻轻地拉头部的那一端，你就会自然地站直。

👥 心理调节

是不是只要改变体态，我们就会变得心情愉快呢？其实，改变体态只是改变情绪的第一步。通常我们的潜意识会制造出一些象征性的意象，而那些代表负面影响的意象正是阻碍快乐的重要因素。举个简单的例子，如果你不喜欢现在的工作，哪怕只是经过办公的地点你都会感到烦闷。所以，我们要有意识地去建立一个具有积极意义的意象。就像在篮球场上，即将上场的队友都会把手叠在一起，然后大喊"加油"，这个行为会让他们感觉有信心并且充满活力。

六、吐苦水要选好对象

倾诉可以使不良情绪得到宣泄，但是这种不良情绪也有可能会影响到听者。所以在选择倾诉对象时，要充分考虑到倾诉是否会造成对方的困扰，从而选择合适的倾诉对象。

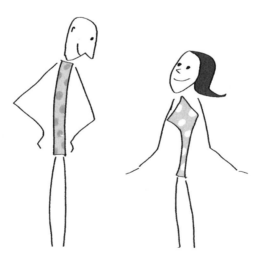

❀ 心灵故事

小刘在结婚前夕，发现男朋友竟与另外一个女人暗度陈仓许久。小刘原以为男朋友每天回家晚是因为工作需要，还觉得他挺辛苦，挺心疼他。没想到他竟然背着自己天天陪另外一个女人吃饭、聊天……忽然间，她开始怀疑这份已经坚守七八年的感情到底值不值得，是否还有继续坚持下去的必要。内心的痛苦使她备受煎熬，于是她向好友小封大倒苦水。

小封有过一次失败的婚姻，那次婚姻是因丈夫的外遇而结束的。所以当她听了好友的倾诉后，怒不可遏地将小刘的男朋友痛骂了一顿，建议小刘长痛不如短痛，干脆与男朋友分手。小刘听了好友的建议，毁掉婚约，从男朋友的住处搬了出去。可是在与男朋友分手后不久，小刘才发现事情并没到不可挽救的地步。为此，小刘非常懊悔。

一个人如果完全不倾诉，什么事情都憋在心里是非常痛苦的，因为这需要用更多的信息去掩盖它。而越想掩盖内心的秘密，便越容易产生与抑郁有关的心理问题。这个观点得到许多实验和相关研究结果的支持。

此外，倾诉还可以避免倾诉者对秘密过分的敏感。倾诉可以有效地解决隐藏的秘密给人们造成的痛苦。因为当人们想要隐藏一个秘密的时候，总是会不自觉地想起它，以免自己将秘密透露出去，而这正是痛苦的根源所在。因此，寻找一个好的倾听者，让他（她）分担你的痛苦，化解你内心的压抑是很有必要的。

由文章开头的故事可以看出，即便是向别人倒苦水，也应该选择一个合适的对象。如果倾听者也遇到了同样的困扰，那么两个人的负面情绪就会相互叠加，使事情向消极的方向发展。因此，在寻找情感支持时，最好选择积极乐观、没有被同样问题困扰或者成功解决此类问题的朋友。

七、遇事别钻牛角尖

偏执的人头脑中的非理性观念占优势地位，喜欢走极端。所以，想要改变偏执行为，必须先理性地分析自己的非理性观念。

❀ 心灵故事

王龙有个外号，叫"偏执狂"。这个人小心眼儿，遇事特别喜欢钻牛角尖。即便是芝麻绿豆大点儿事，他也会斤斤计较、耿耿于怀。一次，同事说他一句，"你怎么心眼儿这么小！"王龙当场翻脸，跟同事大吵一通。自那以后，尽管同事想方设法想缓和与王龙的关系，但他就是不买账。

只要一有机会，王龙就会找对方的碴儿，开会的时候对着干、私下里冷嘲热讽，在办公室里三天一小吵、五天一大吵。最后，同事实在受不了王龙的脾气，只好辞职离开了。但从此之后，其他同事都不愿意和王龙打交道了，生怕惹着他没好果子吃。

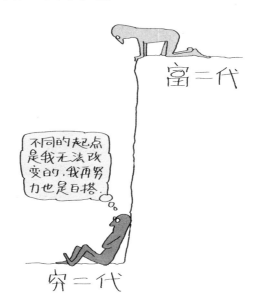

"偏执"表现为：第一，极度敏感，对他人给自己造成的伤害和侮辱耿耿于怀；第二，思想行为固执死板、心胸狭隘、爱嫉妒，对他人获得成就或荣誉感到紧张不安，会在他人背后说风凉话，或公开抱怨、指责他人；第三，自以为是，对自己的能力估计过高，习惯性地将失败、责任归咎于他人；第四，很自卑，习惯过多、过高地要求他人，不能正确、

客观地分析形势，遇到问题极易从个人感情出发，带有相当的主观片面性；第五，建立家庭，常常怀疑自己的配偶不忠等。

根据某调查显示，具有偏执型人格障碍的人占心理障碍总数的 5.8%。而且由于具有偏执型人格障碍的人往往对自己的偏执行为持否认的态度，并不认为自己属于此类人群，所以实际比例应该超过这个数。当偏执性格的人意识到自己的问题后，也很难改变，反而会陷入更加难以言喻的痛苦之中。通过外界的指导，可以在一定程度上纠正偏执问题，但是因为外界的指导很难持续存在，停止之后又会陷入先前的状态中。因此，偏执型人格障碍很难通过自己的努力走出困境。

造成偏执型人格障碍的原因多种多样，总结来说：

1. 早期失爱。在儿童时期处于不被信任、经常被指责或者其他否定的家庭环境之中。

2. 后天受挫。在成长过程中接连不断地遭受生活的打击，经常遭受挫折，如经常受到侮辱或冤屈。

3. 自我苛求。对自己的要求标准不符合实际，超出能力范围，与自身存在的某些缺陷构成矛盾，但又不愿公开承认这些缺陷。比如，身高过矮、容貌不够出众等。实际上，潜意识里正因为这些不足而感到自卑。

4. 环境异常。特定的环境也会导致人产生偏执的心理趋向。例如，单亲家庭的孩子不愿意与他人谈论家庭；经济拮据的人会回避与他人谈论经济收入等。

偏执型人格的人在家不能与其他家庭成员和睦相处，在外不能与朋友、同事相处融洽，最后别人只好对他敬而远之。因此，如果发现自己有这方面的倾向，就一定要调整好自己的心态，克服多疑、敏感、固执、不安全感和自我中心的不良心理，让自己更好地投入到学习和工作当中。

心理调节

偏执的人头脑中的非理性观念占优势地位，容易走极端。因此想要改变偏执行为，必须先理性地分析自己的非理性观念，如我只相信自己，因为这个世界上没有好人；当别人对我发起进攻时，我应当立刻予以反击，让他知道我比他更强等。应当对这些观念加以改造，将其中偏激的成分去除，如这个世界上好人与坏人是同时存在的，这样才是平衡的，我应该相信那些好人；当别人对我发动进攻时，立刻反击未必是上策，我应该首先判断自己是否真的受到了攻击。

当原本偏激的思想再次出现的时候，就应当把已经改造过的观念默念一遍，以此阻止自己可能出现的偏激行为。如果自己已经在不知不觉间将偏激行为表现出来了，就应该在事后对当时的想法进行分析，然后做出理性的思考，以免下次犯同样的错误。

偏执的人容易对他人或周围的环境产生敌意和不信任感，所以可以采取以下的训练方法，以增加克服敌意和对抗心理的成功率：

💗**要时常提醒自己，避免陷于"敌对心理"的旋涡当中。**在事先进行自我提醒和警告，待人处事时注意纠正，这样会明显减轻敌对心理和强烈的情绪反应。

💗**要懂得尊重别人。**只有尊重别人才能得到别人的尊重。要对那些帮助过你的人表达自己的感激之情。

💗**学会向你认识的人微笑。**刚开始时，你可能会感到很不习惯，会做得不自然。但请坚持这样做，而且要努力做好。

💗**在生活中要学会忍让。**在生活中与他人发生冲突和摩擦是难免的，这时需要做的就是忍让和克制，不能让怒火将自己点燃，只有这样你才能逐渐地从他人对自己的态度中看到自己的改变。

💗**准确地了解和评估自己。**不能夸大自我，也不能认为自己一无是处，过分贬低自己。要实事求是地从客观角度对自己进行评价，既要承认自己的能力，同时也要正视自己的不足。

💗**关注他人。**在关注自我改变的同时，也要关注身边的人和事、关注生活、关注社会。要怀着一颗爱心和同情心看待他人。要在强调自我的同时对他人释放自己的爱。要有较强的奉献精神，要对生活抱有入世的积极态度。关注他人也是对"自我中心"的反省，只有让自己置身于一个更加广阔的世界，才能更好地融入社会生活当中。

💜**探寻精神生活**。在竞争日益激烈的 21 世纪，人们追求经济效益，追求物质享受造成了许多人追求的表层化。看重物质的同时，更应该探索精神世界。只追求物质进步会让人在一定程度上感到满足，但是在短暂的满足感之后便是深度的空虚。因此，如果希望内心和谐宁静就需要从精神和物质两个层面上去追求，单纯地追求其中任何一项都无法从偏执中解脱出来。

八、让自己勤快起来

拖延和懒惰是一种常见的意志缺陷，同时也是一种难以根除的心理隐患。喜欢拖延的人往往意志薄弱，惧怕艰苦的工作，缺少对自我的约束能力。也许在他们心里有一个模糊的目标，但是对于这个目标，他们往往缺乏可执行的计划。

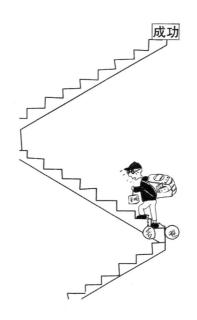

✺ 心灵故事

徐军是某师范大学汉语言文学系的毕业生，从小就是个聪明活泼的孩子，不过他有拖延、懒惰的毛病。小时候每天放学，他总是把作业撂在一边，放下书包就跑出去玩，任凭父母怎么催促也不愿意写，为此不知道挨了多少次打。他拖沓的毛病不光在学习上有所表现，别的事情也是能拖就拖。每当父母让他整理被他弄乱的屋子，洗自己穿脏的袜子时，他总是不耐烦地说："我现在很忙，没时间，等有空就收拾。"

毕业以后，徐军也没有像其他的同学那样出去找工作，而是回到家里，一边玩一边等着不知道在哪里的工作机会。恰好有一天，他得知市教育局准备通过考试招聘中学的语文教师，于是他开始在家里复习已经放下许久的专业知识。但是还没有复习几天，他便又管不住自己了，刚看一会书就打开电脑玩起了游戏，一玩就是一天。再加上晚上睡得晚，白天再起得晚，复习的时间寥寥无几。到考试时，一个汉语言文学专业的毕业生却名落孙山。

徐军这种拖延的习惯是懒惰心理的典型表现。喜欢拖延的"懒人"往往意志薄弱，惧怕艰苦，缺少对自我的约束能力。有时他们有一个模糊的目标，但是又缺乏可行的计划。懒惰心理又有这样几种表现：第一，寻求激励型，总是到最后一刻才会忙碌起来；第二，逃避现实型，"懒人"更愿意让别人认为他们做事不够努力，而不是自己的能力不足；第三，回避决定型，不愿自己做决定，不希望承担任何责任。

依赖性强是造成行事拖延和懒惰心理的一个重要原因。这种人在小时候就有非常严重的依赖性，事事都需要依靠父母或者他人，因此缺少主见，缺乏独立性和上进心，于是便产生了懒惰心理，养成了拖延的习惯。

另一个原因是缺乏自信。"懒人"往往对压力十分敏感，当一个人认为任务的难度很大，已经超出了自己的能力范围时，便会对自己丧失信心，导致回避和退缩的行为。一个人在做自己并不喜欢的事情时也会出现这种情况。

有时，拖延和懒惰是一种被动的攻击手段。当人们对某些人产生厌恶感或是不赞同对方的某些言论而又无法正面反对的时候，便会采取不执行或不理睬的消极做法，以表达自己的不满。

拖延和懒惰对自身也是一种折磨，因为自己甘于平庸，达不到周围人的期望，很容易引起内心的矛盾冲突，造成沉重的心理负担。这种习惯会侵蚀人的意志，阻碍人们发挥自身的潜能。对环境和自己抱有消极的看法，总是不愿、不敢去面对现实，缺乏对成就感的追求，从而降低个人的自我评价和自尊。例如，一个在工作上拖延的员工无法得到他人的尊重和认可；一个在学习上习惯拖延的学生，一定对自己的学习成绩没有信心。

心理调节

这里，我们介绍一些自我强化和自我催眠的方法来改变拖延作风和懒惰心理：

💜**运动**。要克服心理上的懒惰，首先就要让自己的身体动起来。给自己制订一个运动计划，养成每天清早按时起床和外出锻炼的习惯。

💜**制订工作或学习计划**。在制订计划时要把握住量力而行、循序渐进的原则，不要将目标定得过高，难以达到，从而产生畏难情绪。一旦计划制订之后，就要强迫自己保质保量、按时完成任务，坚持做到"今日事今日毕"，不用明天的时间来做今天的工作。

💜**榜样**。视自己情况，在书中、电视中，最好是在自己身边寻找一个勤奋、上进好学的榜样，用榜样的行为来激励自己，告诉自己别人能做到的事情自己也可以做到。

💜**自我催眠**。在训练过程中，觉得自己要放弃时，不妨自我安慰一下，对自己说胜利就在前方，前面有美女、有香车、有自己十分渴望的东西在等着自己。

♥**奖励**。在每一天结束工作之后，检视自己的得失，看看是否让懒惰的行为所左右，为取得的一点小小进步而喝彩，对自己进行一些小小的奖励。

克服懒惰心理是一个长期且艰巨的事情，但是，只要你肯正视这个问题，并下定决心与这个坏毛病做坚决的斗争，你就会发现生活原来可以更美好的！

九、挫折只是暂时的

巴尔扎克曾经说过："挫折和不幸，是天才的晋身之阶；信徒的洗礼之水；能人的无价之宝；弱者的无底深渊。"挫折就像一把双刃剑，它既能让你变得成熟，也能让你的人生毁灭。适度的挫折可以驱散人们的惰性，让人奋进。因此，如何面对挫折、克服挫折，走向成功，是摆在每个人面前的现实问题。

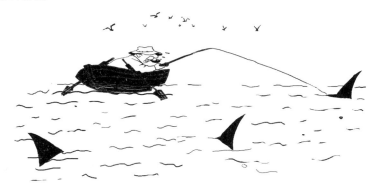

❀ **心灵故事**

有一个人，他21岁时，做生意失败；22岁时，在美国州议员的角逐中落选；24岁时，做生意再度失败；26岁时，情人去世；27岁时，精神曾经一度崩溃；34岁时，角逐美国联邦众议员时落选；45岁时，角逐美国联邦参议员时落选；47岁时，提名副总统落选；49岁时，角逐美国联邦参议员再度落选。然而，就是这样一个屡战屡败的人，在52岁时，当选美国第16任总统，这个人就是林肯。承受挫折的良好心理素质和坚韧不拔的意志让他达到了自己的人生目标。

在心理学中，挫折心理指的是在有意识的活动中，受到了无法克服的阻碍或者干扰，从而产生的一种消极的心理状态。挫折、目标、动机和需要是紧密地联系在一起的，如果目标无法实现，需要不能得到满足，便会使人产生焦虑、悲观失望的消极情绪；在生理上，会出现血压升高、心跳加快的现象，同时胃酸分泌会减少，导致各种胃病的产生。

那么挫折心理是从哪儿来的呢？首先是外界的不良刺激信息过大；其次是人们自身的抗挫折能力薄弱。巴尔扎克曾经说过："挫折和不幸，是天才的晋身之阶；信徒的洗礼之水；能人的无价之宝；弱者的无底深渊。"挫折就像一把双刃剑，它既能让你变得成熟，也能毁灭你的一生。适度的挫折可以驱散人们的惰性，让人奋进。因此，如何面对挫折便成了摆在每个人面前的现实问题。

心理调节

正确地认识和分析挫折。挫折反应的性质及程度主要取决于对挫折的认知。挫折一方面有可能使人失望、痛苦、忧郁、不安；另一方面也可以给人以教导和磨炼，使人变得聪明、坚强和成熟，促进心理素质的提高。对于由挫折所产生的愤懑、仇恨和敌意、自责或悔恨等消极情绪要积极地加以调节，使自己较快地从挫折情绪中走出来。同时应该分析挫折的原因，对自身的缺憾进行纠正，否则难免重蹈覆辙。

树立自信心。只有自信，才不会因为一时的失败而惊慌失措、一蹶不振。所以培养自信心也是提高我们正视和承受挫折能力的一个重要的方面。当我们面对挫折的时候，要十分自信地对自己说，这些都是暂时的，只要我能坚持不懈地努力，就一定能解决问题，走向成功的对岸。

💜 **给自己积极的心理暗示**。积极的心理暗示会给人无穷的力量，如遭遇挫折时要暗示自己："我是最坚强的人。"即使得不到别人的安慰，也要第一时间给自己以支持。

💜 **向朋友倾诉自己内心的苦闷**。把不幸、失败向知心朋友倾诉是个很好的办法。他们可以给你安慰、鼓励，帮你分析原因、总结经验教训，甚至和你分享他们遇到同类挫折时的经历，让你更快地走出阴霾。

💜 **学会科学地管理压力**。对于压力的科学管理，可以参考高压锅。它通过阀门把多余的压力释放出去，然后利用内部高于外界的压力缩短食物的烹饪时间。这样一来不但摆脱了压力的困扰，还能把压力转化成动力，激发出自己的潜力。

十、别做虚荣心的俘虏

爱慕虚荣的人喜欢说谎，谎言可以让他们空虚的心灵获得片刻的安慰。但是维系一个谎言必定需要更多的谎言，为了堵上前一个谎言留下的漏洞，便不得不去编造另一个谎言。于是谎言越来越多，漏洞也越来越大，到最后弄得自己身心疲惫。

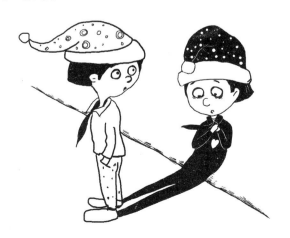

❀ 心灵故事

有一对青梅竹马的恋人，男孩并不富有，女孩亭亭玉立、非常漂亮。一天，男孩与女孩一起出去逛街，因为女孩的生日就要到了，他想送给女孩一件生日礼物。在两人经过一个首饰店时，女孩看到了摆在橱窗里的一条心形的项链，眼中流露出欣赏、不舍的神色。

男孩看着女孩，默默地攥了一下口袋中干瘪的钱包，拉着女孩走了。几天后，女孩的生日到了，在生日宴会上，男孩闷头喝了许多酒，到最后才踟蹰着拿出送给女孩的生日礼物——一条心形的项链。女孩惊喜地看着这条项链，高兴地吻了男孩的脸。

就在女孩要将那条项链戴在自己白皙的脖子上时，男孩憋红着脸，搓着手，说道："这……这项链是铜的……"尽管男孩的声音非常小，但是不大的客厅里所有的客人都听到了。女孩的脸蓦地涨得通红，将那条项链揉成一团，塞进了牛仔裤的口袋里。直到宴会结束，女孩也没看男孩一眼，没有跟男孩说过一句话。

不久，一个男人闯进了女孩的生活。这个男人对女孩说："我什么都没有，只有钱，你愿意做我的女朋友吗？"当男人把各种闪闪发光的首饰戴在女孩身上时，也将女孩那颗爱慕虚荣的心俘虏了。女孩看着镜子中光鲜亮丽的自己，十分开心。但是好景不长，当女孩发现自己怀孕时，那个富有的男人也消失了。

因为女孩一直想要做赋闲在家的阔太太，所以在认识了富有的男人之后，就早早地将工作辞掉了。平时她花钱也是大手大脚的，没有任何节制，所以，在富有的男人离开之后，她手上没有任何积蓄。当房东再一次来催缴房租时，她只得带着男人送给她的首饰走进了珠宝店，心想只要把首饰卖掉，换点房租不成问题吧。可是没想到，当她把所有的首饰摆在柜台上时，老板的一句话却如同晴天霹雳一般。

原来，那些首饰都是镀金、镀银的，根本就不值钱。女孩愣在那里的时候，首饰店的老板眼睛一亮，扒开一堆首饰，指着一条心形项链说："这条项链虽然是铜的，但是做工很精细，能值点钱，你打算多少钱出手？"女孩一看，这条项链正是男孩当初送她的生日礼物，这时，女孩想到往事，禁不住泪如泉涌。

故事中的女孩因为可悲的虚荣心而毁掉了自己的终身幸福。所谓虚荣心就是指以虚假方式来保护、提升自己自尊心的一种心理状态。爱慕虚荣的人内心是空虚的，他们永远在与表面的虚假的光彩和内心的空虚做斗争。在虚荣心没有满足之前，他们为自己不如他人而感到痛苦万分；当虚荣心满足之后，又因为害怕自己的真相败露而备受折磨。所以，一个人一旦成了虚荣心的俘虏，就不会有幸福可言。

虚荣是不自信的一种表现，如果我们对自身的某个方面不自信的话，在潜意识里，便不想让别人看不起，但又想要引起关注，于是便把目光放到了其他方面的攀比上。就像前些年的小品《有事您说话》中，郭冬临扮演的那个自己贴钱还要半夜去火车站排队买票的人那样，为了所谓的面子和虚荣心，弄得自己狼狈不堪。

由此可见，爱慕虚荣的人喜欢说谎，因为谎言可以让他们空虚的心灵获得片刻的安慰。但是维系一个谎言必定需要更多的谎言，上一个谎言留下的漏洞，需要更多的谎言来填补，于是谎言只能越撒越多，漏洞也越来越多，最后弄得自己身心疲惫。

✿ 心灵故事

26岁的马磊是个喜欢说大话的人，经常把没有的事情说得跟真的一样。身上穿的衣服是从批发市场买回来的仿品，他偏要对人家说是国际品牌的高档货，甚至还说这是朋友从国外给带来的正品行货。本来他手上的数码相机是在国内买的，可为了显示自己有关系、有能耐，非说是一个出国的朋友给带回来的。身边的好友都时常提醒他，说话留点余地，不要那么夸张。可马磊却认为他们多管闲事，是嫉妒自己，不但不收敛，反而变本加厉地吹嘘。

一天，马磊下班后与同事一起挤公交的时候，谈论起手表，他便撸起袖子，指着自己手腕上的那块表，炫耀说是劳力士。实际上，这块手表就是他在路边用几十块钱买来的假劳力士。结果在他下车往自己家走的时候，从路旁的小树林里冲出来一个人，用刀逼着他将手腕上的"劳力士"摘下来，他吓得浑身哆嗦如筛糠一般，忙不迭地把手表给了那个人。回到家里，妻子听了这件事后，吓得一晚上没有睡好觉，劝他以后不要在外面逞能，显摆自己了。

可是没过几天，马磊便好了伤疤忘了疼，在单位跟别人说自己买彩票中了奖，有几十万呢！恰好他们的领导正在炒股被套牢了，手头缺少周转的资金，听说马磊最近买彩票中了几十万，就想向他借一些救急。可马磊哪里有那么多钱，支支吾吾地解释不清楚，结果领导认为他小气。从那以后，他与领导的关系越来越紧张，最后自己只能离开这个单位，另谋生路去了。

马磊的经历不禁让人感慨，虚荣心真是害死人啊！为什么要为了所谓的虚名，让自己陷入生活的怪圈之中，把自己弄得那么累呢？你不想让自己陷入马磊这样的状况吧，那么，就让我们克服自己的虚荣心，更从容、真实地面对生活吧！

👥 心理调节

💜**全面地认识自己，正确对待自己的优点和缺点。**"人不可能完美"，在自尊心与虚荣心之间有着明确的界限。做人要自尊、自信、自重，远离无谓的虚荣。

💜**正确对待他人的评价。**不要过分在意别人的看法，甚至为了赢得他人的赞扬而弄虚作假。

💜**避免盲目的攀比心理。**盲目的攀比只会让自己陷入一个永远无法逃出的怪圈，要正视人与人之间客观存在的差距。正是因为有了差距和不同，这个世界才会如此丰富多彩。人生的幸福才是最重要的，何必要事事争先呢？

十一、吃出好心情

焦虑不安、优柔寡断、敏感多疑、依赖性强，做事情任性、虎头蛇尾、以自我为中心，这些心理和性格缺陷是可以"吃"掉的；轻松愉快的好心情也是可以"吃"出来的。

❀ 心灵故事

相信大家都看过刘德华和郑秀文合演的电影《瘦身男女》吧？其实在现实中的确有很多与他们类似的人。他们在遭遇打击、心情沮丧的时候便会大吃大嚼。与之相反，有的人在心情不好的时候，则什么都吃不下去。出现这种差异的原因就是饮食与每个人的性格有着密切的联系。

在我们丰富的语言中，常用味觉来形容人们的情绪状态，如我们在心情愉悦、感到幸福的时候，总是会说心里"甜甜"的；形容男女关系方面产生的嫉妒心理叫作"吃醋"等。酸甜苦辣咸，这五种味道都能够找到与之相对应的心情描述。从这一点上，我们就大致可以看出食物与心理之间存在着怎样的微妙联系了。俗话说："一方水土养一方人"，现在看来，一种饮食喜好也会造就一种人。

1. 甜食——温和的性格

喜欢吃甜食的人，往往性格比较温和，大多属于黏液质型。一般他们性格谨慎，在为人处世上相对比较保守。

2. 嗜辣——坏脾气

性格上比较泼辣的人通常嗜辣如命。喜欢辣味的人在待人接物方面往往热情大方，但脾气暴躁，轻微的外界刺激都会点燃他们的坏脾气。

3. 大米——自我陶醉

喜欢吃大米的人时常自我陶醉，孤芳自赏，虽然接人待物比较得体，但有时互助精神较差。

4. 面食——意志不坚

喜欢吃面食的人往往能说会道、夸夸其谈。通常他们做事不考虑后果及影响，意志不坚定，容易丧失信心。

5. 油炸食品——富于冒险精神

喜欢油炸类食品的人大多富有冒险精神，有干一番事业的强烈愿望，但在受到挫折时容易灰心丧气。这一点在美国人身上得到了充分的体现。

6. 清淡食品——喜欢交际

对一些喜欢吃清淡食品的人来说，他们注重交际，希望广结天下朋友，善于接近他人，不喜欢单枪匹马。

饮食与民族性格也有着相当密切的联系，如法国人通常将面包做成一个个外形精致的面包圈或者面包条，相应地，法国人拥有浪漫、感情丰富的特点；而俄罗斯人的粗犷豪爽、不拘小节也在他们著名的面包——"大列巴"上有所体现。

🧑‍🤝‍🧑 心理调节

从上面的一些例子我们可以看出，食物对于调节人的情绪，潜移默化地改变人们的性格缺陷具有一定的作用。完美的个性和愉快的心情是可以"吃"出来的。

💜 借助食物来改善个性

1. 焦虑不安。在这个生活节奏快、竞争激烈的时代，你是不是也经常觉得焦虑不安呢？那么，多吃一些钙质、维生素吧，它们是让你心神安宁的最佳选择。补充钙质可以选择虾皮、豆类等；而啤酒、牛奶、瘦肉、豆类、鱼等则含有大量的 B 族维生素。

2. 优柔寡断。拥有这种性格的人，往往体内缺少维生素和氨基酸。所以应该多吃肉类，同时摄取大量新鲜的蔬菜和水果，以此来补充体内缺少的营养素。

3.多疑。此类人喜欢素食，因此摄取的热量很低，鱼肉类的蛋白质缺乏，造成贫血、体力不足等症状。所以，精神上容易紧张、不安，对人不信任。此外，钙质摄取的不足及糖分摄取过量也会造成这种个性。因此，要多吃有高蛋白的食物，如牛肉、猪肉等。多吃乳类制品则可以改善贫血的症状。持续不断地食用这些食物，体力便能恢复如常，猜疑、不安的状态也会逐渐消失。

4.依赖心理严重。依赖型的人往往由于偏好甜食，导致体内血液中缺乏矿物质。因此，宜多吃些碱性食物和钙、B族维生素含量丰富的食物，如猪肉、羊肉、鱼、贝类、大豆制品等。

5.虎头蛇尾。做事虎头蛇尾的人通常缺乏维生素A和维生素C。所以这类人应该多吃猪肉、牛肉、羊肉以及牛奶等富含维生素A的食物。同时多吃红枣、辣椒、山楂、橘子、苦瓜等富含维生素C的食物。

6.任性、自我中心主义。这类人大多有严重的偏食，营养不良是造成此类性格缺陷的重要原因。因此，此类人应全面摄取各种营养成分，尤其要多吃绿色蔬菜，不要吃过咸的食物，因为过咸的食物容易造成焦虑的个性，导致功亏一篑。

❤ 借助食物来调节心情

以下几种食物最能提升人的快乐感觉：

1.全麦面包。含微量矿物质硒，有振奋精神的作用。而碳水化合物抵抗忧郁的作用虽然较慢，但却是最健康的。

2.香蕉。香蕉内含有生物碱，有振奋精神的作用。

3.柚子。柚子中含有大量的维生素C，而维生素C是制造多巴胺、肾上腺素的重要成分。

4.菠菜。如果在5个月中无法正常摄取叶酸，人会出现健忘、焦虑等症状。在所有食物中叶酸含量最高的当属菠菜。

5.樱桃。20颗樱桃可以抵得上一片阿司匹林。

6.大蒜。大蒜能消除愤怒，使人心情放松。

7.南瓜。南瓜能将身体中所储存的血糖转变成葡萄糖，并且南瓜中富含大量的胡萝卜素。

8.低脂牛奶。牛奶中含有大量的钙，是人体中所需钙物质的重要来源，在所有牛奶中，低脂牛奶含钙量是最高的。

9.深海鱼。鱼油中富含的一种脂肪酸，能够阻断神经传导路径，增加血清素的分泌量。

有了以上几种食物，再加上自己的精神疏导，好心情便会长久伴随在你身边了。

十二、读书可以养心

疲倦时，坐在舒服的椅子上，读着那些让自己感到放松并且兴趣盎然的书，会使自己忘掉一切烦恼，褪去尘世的疲惫。

✤ 心灵故事

罗田豪毕业后，留在大城市里打拼。他住在城郊，每天奔波往返，工作非常辛苦，生活漂泊不定。微薄的收入让他的生活非常拮据，与那些工作稳定、生活优越的同学相比，罗田豪的内心里常有一种自卑感，充斥着无法排遣的苦闷和彷徨。在这种状态下，罗田豪养成了读书的习惯。

每天下班后，罗田豪拖着疲惫的身体回到出租屋，吃饭、洗澡，然后就来到16楼的阳台上。那里摆放着一张从旧货市场淘来的躺椅，椅背上挂着一盏台灯。泡杯茶，翻开一本书，舒舒服服地窝在躺椅上看，这让他有种说不出的轻松和惬意。这种感觉陪伴着他走过了那段最艰难的日子，使他没被生活的重担压垮，终于在这个城市里找到了自己的立足点。

当你在工作结束后回到家里已经筋疲力尽时，做不到去森林漫步、去田野散心的话，可以以读书作为消遣。疲倦时，坐在舒服的椅子上，读着那些让自己感到放松并且兴趣盎然的书，会使自己忘掉一切。而这种短暂的休养可以调节心神，让劳累的身体重新找回生机。

上品的书会让人产生一口气读完的冲动，在阅读的过程中，或许你并不需要过多、反复思考，就被作者精心设计的情节吸引，或者在读书的过程中产生了感动、迷惑、痛恨甚至同情。而这个愉悦的过程便是作者用他的才华为你创造的精神殿堂。同时，读书和其他的消遣活动相比，更为环保、节约，你只需要花费十几元或几十元就可能收获一本好书、一份好心情。

❀ 心灵故事

华盛顿年轻的时候，有一本叫《青年伴侣》的书对他产生过非常大的影响。华盛顿从中得到了许多的帮助，并把它作为自己终身的指导。或许在旁人眼里，这本书是那样的平淡无奇，但是在华盛顿眼里，它却是良师益友，对于书中许多内容和例证他都细心揣摩过，对于其中许多格言也都烂熟于胸。

书籍也与人一样，世上有许多书或许你永远也没有机会与它相遇，就如同你没有办法认识世界上所有的人一样。你可能会读许多书，但你也可能只是对其中的一部分有非常粗略的了解。不过，还是会有极少数的书与你亲近得像朋友一样，这极少的一部分书将是你一生都无法忘怀的，它们对你有着非同寻常的价值。

对于自己感兴趣的东西，应该尽量地去验证作者所说的话是否可信，只有说出来、做出来才能将知识真正地吸收。每当读了一个你喜欢的故事以后，可以用你自己的话讲给别人听，时间一长，你便会惊奇地发现自己已经从这种尝试中得到了提升。当读到一篇非常精彩的文章时，就要试着用自己的话将它复述出来，并且找出对方风格中的精髓，然后自己再作一篇辩驳的文章，以检验自己的思路和推论能达到什么程度。

十三、让自己快乐起来

人生如一叶扁舟，如果负载太多，必将无法远行。只有将心灵的包袱卸下来，清理你的行囊，让它尽量轻便、简单，我们才能得到孩童般纯真的快乐。

❀ 心灵故事

有一个年轻人为了寻找快乐而踏上了旅途，可是他找了许久也没有找到快乐。为此，他去拜访当地最有名望的一位智者，希望能从智者的话语中找到通往快乐的途径。当他将自己的来意告知智者后，智者没有说话，只是将他带到一条大河边，指着渡船对年轻人说："我早就注意到你背上的行囊了，这里面都是对你很重要的东西吗？"年轻人将行囊放下，拍了拍说道："是啊，这里有我的孤独、悲伤、烦恼和痛苦，我正是靠着它们才找到您的。"智者又说："你乘船渡河后会将船背在身上继续赶路吗？"年轻人看了看渡船，说道："这么大的船我怎么扛得动，如果扛着它我就没法继续寻找快乐了啊！"

这时智者微微一笑："过河时，船是有用的。但过了河，我们就要离开船才能赶路，否则，曾经帮助我们的东西便会变成前行的包袱，你行囊里的东西让你更加坚强，但是如果一直都不能将它们放下，便会成为你的负担。"

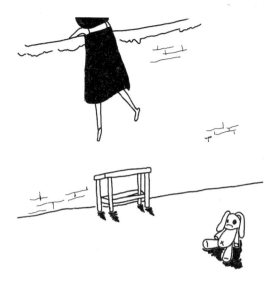

　　年轻人这时才恍然大悟，他放下行囊，告别了智者，继续赶路。这时，他突然发觉自己在路途中变得轻松而愉悦了。

　　每个人在出生的时候都有一个空着的行囊，在人生的旅途中，会捡起许多东西。前途、爱情、财富、地位、事业等，行囊渐渐地满了，而我们也因为行囊里装载了太多东西而感到沉重，快乐被我们丢在行囊的外面。所以，中国有句老话——"知足常乐"。

　　一个人如果背着很重的行囊爬山，必然会累得汗流浃背，只盼到了终点可以休息。他只想着旅途终点的玫瑰而忽略了旅途中的牵牛花。同样，在人生的道路上，如果你背负的东西太多，也会让你失去享受生活的美好心情。

　　其实，快乐并不是人们想象中那样难以寻觅。只要你用心去发掘，便会很容易找到快乐。可是为什么人们总是任其匆匆从眼前溜过，却丝毫没有察觉呢，快乐的奥秘究竟藏在哪里呢？有人说，快乐都是短暂的，但是他们忽略了作为快乐的反面——痛苦，也是短暂的。要知道，快乐真正的敌人并非是痛苦，而是厌倦与麻木。

　　许多时候，人们感到自己不快乐并非因为自己不具备快乐的条件，而是因为内心掺杂太多杂念，活得不够简单罢了。一匹烈马不能在草原上任意驰骋，是因为有一根细细的绳索在约束着它；一只风筝不能像雄鹰一样翱翔于九天之上，也是因为被一根细细的绳线束缚住了。

人们无法选择命运，但可以选择对待命运的态度。人们无法决定生命的里程，但可以控制罗盘，选择想要到达的彼岸。现实生活中大多数人都是悲观的，他们普遍认为别人比自己快乐。抵抗疾病的第一道防线便是乐观，在生活中我们发现乐观的人很少得抑郁症；在工作中，乐观的人取得的成绩与社会地位都超过悲观的人。只要你的心中想着快乐，并努力地实践它，很快便会发现，追寻已久的快乐一直都在身边，你的人生也会随之而更加精彩。

人们都知道这样一个道理——人生没有十全十美。但知道未必等于明白，当我们因为一次失败而垂头丧气、不能自拔时，因为不能官运亨通而沮丧时……正因为有了这样或者那样的欲望，而使得自己的身心倍感疲倦。在我们追求"更多"的时候，我们已经忘记了欣赏旅途的风景。而疲惫的心灵也只能让我们前进的脚步越来越慢。

心理调节

积极心理学认为，通过教育，乐观也是可以形成的。通过心理训练，一个悲观的人也可以转化成为一个乐观的人。下面是四个能给自己带来快乐的生活法则：

💜**平静对待不如意。**人活在世上，不如意的事情十之八九。人不能够预测快乐，而快乐也是乞求不到的。所以，当我们刻意追求快乐时，它无影无踪；而你不再时刻关注它时，它却不期而至。

心理学家彻斯·森特·米·伊认为，"顺其自然"的生命行为至关重要，即是说当人们在做一些非常有趣的活动，并且达到忘我的境界时，满足感就会出现。因为这时他们已经忘记了一切忧愁，于是，快乐的感觉便与他们不期而遇。生活的经验告诉我们，快乐就是乐天安命，一切顺其自然，便会水到渠成。

💜**用心生活**。扩大一个成年人快乐的最好方法，便是把自己感激的事物说出来和写出来。实际上，只要用心去观察、体会，就会发现在生活中值得我们感激的事情有很多，如生命的美丽、明天的美好等。近些年来，心理健康的理论多且复杂，让人们眼花缭乱，但是总体说来，不论采用哪种方式，都是从身边的小事做起，往往这些看似琐碎的小事中，却蕴含着让人沉思的大道理。

💜**淡泊名利**。问一下自己为什么想挣更多的钱？只是为了生活富裕，或者是像大多数人说的那样，是为了幸福？人们之所以想拥有更多的金钱，其最终目的便是想要拥有更多的幸福和快乐。也就是说，人们最终追求的不是更多的金钱，而是内在的幸福和快乐。

其实，财富只是人们获得幸福的因素之一，而且它所占的比重也并没有想象中的那么大。在现代社会中，资源是有限的，机会也并不平等，但是幸福和快乐却是我们每个人都能拥有的。细心体会你身边的快乐吧，只有它才是你触手可及的宝藏。

💜**宽容仁慈**。快乐的人普遍是以家人和朋友为中心，而那些不快乐的人，都在一定程度上冷落了自己的家人。所以，让我们学会善待周围的人，因为他们能够成为我们快乐的源泉。快乐的人并不在意自己是否富有，因为他们知道，与炫富的朋友、邻居作比较，并不能让自己拥有什么。他们追求个人成长，用自己的标准来衡量自己，不去理会别人做什么或拥有多少，更不去计较自己缺少什么。

人生如一叶扁舟，如果负载太多，必将无法远行。只有将心灵的包袱卸下来，我们才能得到孩童般最纯真的快乐。像孩子一样，清理自己的行囊，让它尽量轻便简单，这样轻松快乐就不是什么难事了。要记住，只要学会了放下，快乐和希望就在你的身边。

附：

泰勒·本·沙哈尔博士的快乐主张：

💜**接受自己，无论优点还是缺点**。面对恐惧、悲伤、焦虑时，与其痛苦悲伤不如坦然接受。

💜**快乐需要意义**。无论工作还是生活，人们参与的活动最好既能让人感受到愉快又有实际意义。

💜**头脑说了算**。你是否快乐，在大多数情况下都是由主观意识决定的。态度不同，心情也就不同。

💜**越简单越好**。人们往往希望在相同的时间里完成更多的事情，但要知道：同样的时间里，数量越多质量越低，你可能会因参与活动过多而让快乐离你远去。

💜**身心都重要**。坚持锻炼、充足睡眠，都会对身体和精神健康大有裨益。

💜**学会欣赏和感激生活中美好的事物。**

十四、洞察自己的梦

意识有时会欺骗我们，但潜意识却永远忠于我们最真实的内心。梦是潜意识的完美体现，是我们与潜意识沟通的最便捷渠道，不做梦的人便会失去了解自己潜意识的机会。所以，让我们从现在做起，学会洞悉自己梦境里的真实。

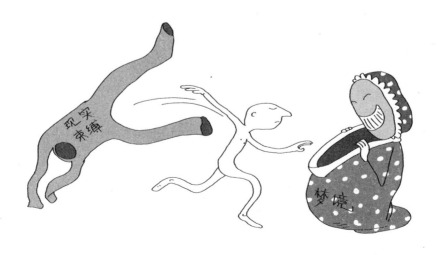

※ 梦见飞翔

解析：经常梦到自己飞翔的人一般是处于生长期的青少年。"飞翔"意味着发现自己的能力正在迅速提高，同时表示处于发育期的身体正在迅速成长。

※ 梦见被人追赶

解析：被追赶的梦大多表现出一种恐怖、紧张的情绪，这类梦象征着人的自我与本能的冲突。

※ 梦见掉牙

解析：掉牙一般表示"丢了脸"，做了什么丢人的事。比如，说话不谨慎等。

※ 梦见上厕所

解析：梦中的厕所往往会代表一种消极的情绪、情结或者否定性的心态。

※ 梦见打架

解析：梦中打架多与冲突有关，如与他人利益的冲突，各种价值观念的冲突，青春期对父母的反叛或冲突。

※ 梦见坠落

解析：这类梦多与人内心焦虑、无助、不安和惊慌的情绪有关。

※ 梦见死亡

解析：实际上，梦见"死亡"并不代表真的不久于人世，而是象征着遗忘或者丧失某种思想活力。

※ 梦见蛇

解析：蛇具有智慧、直觉等多重含义。此梦一般表明，做梦者的母亲对其管束严厉，影响了其独立性的培养。

※ 梦见结婚

解析：做梦结婚，通常代表好事，是愿望达成的一种表现。此外，梦中联姻还象征合作，责任的约束等。

本文要说的梦不是梦想，而是我们在睡眠状态下产生的声音、影像、思考和感觉。梦通常是非自愿的，在梦中，我们会有喜怒哀乐，甚至会做出许多荒唐事。那到底什么才是梦呢，人为什么会做梦呢，梦境为何如此离奇？我们不妨用心体察自己的梦境，读懂梦中的故事，了解自己内心最隐秘的一角。这对于心理调节和保持健康、积极的心态有着特殊的意义。

"嘿，昨天我做了一个梦，梦见自己变成了有超能力的人。想要拿什么东西不需要走过去，只要动动手指便可以了。我还在梦里用这个能力救人了呢！"类似于这样的场景很多人都梦到过，每次做完这样的梦，我们总是习惯于和他人分享，在某种程度上来说，梦已经成为人们茶余饭后的重要谈资之一。

对于做梦，每个人都不会陌生，而对梦的研究也是由来已久。在中国，对梦境研究的最有名的著作应该算是《周公解梦》。现在类似于《周公解梦》这样的书也很常见。在现在看来，梦只是人的心理和身体的一种正常反应。但是，在古人知识有限的情况下，梦的作用被无限放大，变成了解释凶吉祸福的重要依据。

其实，梦只是人睡眠时的一种心理活动，是客观事物在人脑中的反映。我们常说"日有所思，夜有所梦"，说明梦境与现实生活有着密切联系。例如，如果一个人睡觉时被子滑落了，便会梦到自己处在一个冰天雪地的环境。离奇梦境的产生是因为人在清醒的状态下，潜意识受到理性的约束，不能明显地表现出来，而在睡眠状态下，理性的约束力下降，潜意识便会在梦境中自由地表现出来。因此，梦境往往比现实更加荒诞、离奇。

庄周梦见自己化为蝴蝶，醒来后恍然间不知是梦见自己变成蝴蝶，还是蝴蝶梦见变成了庄周。庄周梦蝶这个故事之所以能够流传千古，其原因是引起了我们的共鸣，我们隐隐约约地感觉到，梦中的自己反而更真实、更本能一些。

也许，我们的意识会为了感觉好一点而故意欺骗我们，但潜意识却永远忠于我们最真实的内心。梦是潜意识的完美体现，是我们与潜意识沟通的最便捷渠道，不做梦的人便会失去了解自己潜意识的机会，让我们从现在做起，学会洞悉自己梦境里的真实。

做梦是人体正常的生理和心理现象，科学家经过研究发现，如果让一个人不做梦，反而会对这个人的生理和心理健康产生不良影响。我们经常会听到"昨天做了一晚上的梦，现在好累啊"一类的感叹，人在梦醒之后之所以会感到疲惫或者烦躁，并不是由做梦引起的，而是身体本来就处于疲惫或烦躁期，梦的出现只是在适时地提醒自己："你该注意一下身体了。"人们睡眠的质量不好，醒来后身体不舒服，大多是受本身就存在着的某些心理或者生理问题，如忧虑、烦恼等情绪或患有某些潜在的慢性疾病等因素的影响。

其实每个人都能够成为解梦的专家，没有谁比我们更了解自己。对梦的解析是一件十分严谨的事情，我们自己进行解梦，重在对自己做一些深入地分析，而不是像心理专家那样做专门的研究，在要求上不能太苛刻，即使解释不出来也不必懊恼和难过。

要给自己解梦，首先要把梦境完整地记录下来。因此，最好能够在床头准备好笔和本，以保证能够在第一时间内记录自己的梦境。时效性是解梦中一个非常重要的特点，一定要把握好。

对梦境的分析，需要与客观现实进行适度地对照和联系，但是也要避免联系泛滥化。对于一些与现实联系不够紧密的梦境，我们可以从梦境的一些侧面来进行考察。例如，梦境中呈现的是一种什么样的场面，发生了什么事情，有哪些人出场，梦中你有什么样的行为，产生了什么样的情感等，然后再与自己所处的外部世界以及相关的心理活动联系起来，就不难从中发现一些比较深刻的内涵了。

梦还是有一些规律可循的。例如，常梦见龙或者佛的人，往往意味着这个人道德感很强，容易压抑自己的欲望；已经从学校毕业的人总是梦到考试，而且成绩还非常糟糕，通常意味着他在不断地考验自己是否是一个足够负责、十分有责任心的人；梦见电闪雷鸣的人，有时意味着他的内心正经历着激烈的挣扎；梦中在赶往目的地的途中遇到许多阻碍情景的人，则大多意味着这个人在发展中遇到了一些麻烦；女性梦见梳头，而且怎么梳也梳不好，往往意味着感情方面遇到了问题。

十五、失恋让人成熟

一旦惊觉自己沉迷往事时，要立刻打断这种思绪，强迫自己做运动，吼叫一两声或是放一些振奋人心的音乐，来抑制和切断悲伤的思绪。这便是对付失恋颇有成效的"思考中断法"。

✿ 心灵故事

孙晓的女朋友是一个清纯、可爱的女孩，两个人相恋 5 年了，已经到了谈婚论嫁的地步。但孙晓的家境不好，买不起房子，两个人的婚事遭到了女方父母的坚决反对。孙晓虽然竭尽所能，但还是满足不了对方的要求，两人被迫分手。

感情上的挫折对孙晓造成了沉重的打击。在长达 2 年的时间里，他意志消沉，每天都生活在思念和痛苦当中，无论何时何地，在做什么，脑海中都是恋人挥之不去的影子。因为失恋，他疏远了所有的朋友，工作上得过且过、敷衍了事，每天晚上都要靠酒精来麻醉自己，甚至通过出入色情场所来宣泄自己内心的苦闷，生活变得一团糟。直到他辞掉工作，离开与前女友共同生活和打拼过的城市，才逐渐走出失恋的阴影。

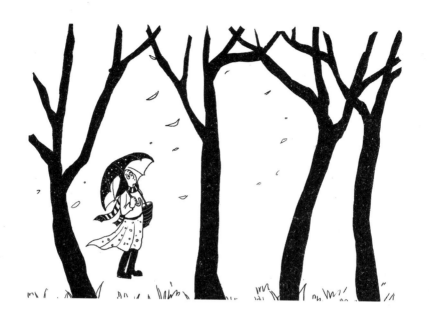

　　失恋对任何人来说都是一杯辛辣的苦酒。在失恋后的表现上，男性和女性的反应是截然不同的。男性的自尊心比较强，面对失恋，表面上或许看不出有什么痛苦，但在背地里他们痛苦不堪。失恋可能会摧垮男性的人生信念，失去生存的勇气，最终迎来生命的终止。也就是说，失恋对男性的打击可能更加巨大。男性在社会生活中往往比女性背负着更多的责任和义务，因此在面对失恋时，男性可能会比女性承担更多的压力。被迫失去女方的爱，会对男性的心理产生一系列的连锁反应，从而改变他对恋爱、社会和人生的态度。

　　温柔细腻是女性情感的主要特点。失恋后的反应，好像滴滴流淌的泉水一般滴水穿石。这种缓慢的情绪发泄会让失恋留下的痕迹更难抹平。在恋爱中，女性更加喜欢似雾一般朦胧缥缈的感觉，所以，失恋会给女性的浪漫幻想带来毁灭性的打击。在恋爱中，女性相对男性更富有奉献精神，容易把爱情当作人生至高的追求和支柱。爱情突然终结，对女性来说，造成的损伤也将是难以弥补的。

与什么样的人谈恋爱容易失恋呢？第一类是花心的人，花心的人是不可能满足的，当他（她）觉得腻了、倦了，他（她）就要换人了。第二类是刚结束一段刻骨铭心的恋爱的人，如果一个人正处于失恋的状态中，你现在与他（她）恋爱的话，你可能会变成他（她）过渡期的止痛剂，所以跟这种人谈恋爱有极大的可能会失恋。第三类是总觉得你不顺眼、嫌弃你的人，此类人可能只是目前没有心仪的目标，暂时拿你将就一下，当遇到更好的恋爱对象时，你离失恋也就不远了。第四类是自私、不愿付出的人，他（她）不肯去爱别人。在两个人相处的过程中，永远都是在不断地索取，你不断地付出只会让他（她）觉得理所当然，某一天他（她）厌倦了，觉得你的付出已经无法满足的时候，他（她）就会突然离开你。

人生大悲之事，除了生死离别，失恋也算得上是其中之一。没有恋爱过或是没有经历失恋的人，无法体会失恋带来的烦恼和苦闷。失恋后需要正确的心理调节，否则就会变成上述故事中的主人公，把自己的生活搞得一团糟，直到丢了工作，远走他乡。

心理调节

想要走出失恋的阴影，首先要铭记以下几个原则：

💜 **正视现实，不要纠缠与责难。**如果已经到了必须分手的地步，那么就不要纠缠不放，纠缠只会让对方一时难以逃脱，同时还会更加坚定离开你的信念。没有哪段恋情是只有痛苦的，不要一味地责怪对方，虽然责怪会让你感到一时的痛快，但是这些责难只会粉碎曾经美好的回忆。更不要责怪自己，这样会让你的生活更加沉痛。既然这段恋情已经结束了，那么就让我们勇敢地放弃它吧，无论它曾经给你带来怎样的快乐时光都已经逝去了。也许你仍会觉得痛苦，但是这一段恋情的结束代表了重新选择的机会。

💜 **忘记过去，放眼未来。**失恋了，他（她）便与你没有了感情上的纠葛，面对失恋你需要做的就是忘记过去的悲伤甚至快乐，同时要树立新的生活目标。

💙**心胸豁达，懂得宽容与原谅**。面对失恋或者第三者插足，重要的是不放弃自尊，将自己的真实感受告诉对方。如果对方认识到了错误，并且真诚地想要回到你的身边，那么就宽容地再给对方一次机会，用健全的方法挽救你们的婚姻和爱情。

面对突如其来的失恋，我们首先要做的是尽快地调整心态，以免影响到工作、学习和生活。失恋后的心理调适与看病吃药一样，需要一个过程，针对失恋时的心理调适主要分为失恋初期的心理调适和长期的心理调适两个阶段。

（一）在失恋初期的心理调适

有过失恋经历的朋友都有这样的感受：在失恋的初期，终日魂牵梦绕在脑海中的都是两人过去的种种，但刻意地压制只能使失恋者暂时忘却失恋所带来的痛苦。别人劝你"不要再想了"的时候就真的能不再想吗？人的思想是叛逆的，越是强迫自己不去想，就越忍不住要去想；越是想要忘记，偏偏又没有办法忘记。根据心理学研究显示，强迫自己抑制思想和压抑感情，只会在下一波情绪再起时产生更大的痛苦感。因此，并不鼓励压抑自己的情感，相反提倡"以毒攻毒"，恣意去接触那些易触动情绪的物品或情境，直到感觉麻木为止。

同时，不要因为对前任恋人怀有感情，就马上再找一个与前恋人类似的人。虽然已经失恋了，但是那些相似的人对你仍会有很大的吸引力。这时，首先要做的就是冷静地分析一下，这一类人为什么对自己有这样大的吸引力，这种特质是否有其缺点，如果这种特质跟你合得来，为什么又会分手呢？再者，将以后的恋人当作前恋人的替代品不仅是对自己的折磨，也会对别人造成无法弥补的伤害。

在失恋初期，做好心理调适有助于人们暂时缓解强烈的心理刺激，以免自己被失恋的痛苦所淹没。但要恢复到恋爱之前的心理状态，重新定位自己，还需要用长期的心理调适来加强。

（二）走出失恋的长期心理调适

💙**思考中断法**。本法与"以毒攻毒"的刺激疗法刚好相反，在失恋初期，你可以放纵自己让想念对方的思绪驰骋,希望将思念耗尽。假如过了数月,你还是无法摆脱情绪的梦魇,失恋的痛楚还在无休止地刺痛着内心,那么就需要用思考中断法来给过热的情绪浇上一盆冷水了。

首先找个箱子,把那些会引起伤感回忆的物件,通通放入这个充满悲伤的盒子里,以避免睹物思人。然后一旦惊觉自己又沉迷往事时,应立刻打断思绪,强迫自己做运动或是吼叫一两声或是放几首振奋人心的歌曲,来抑制和切断悲伤的思绪。这便是精神科治疗中常用的思考中断法,用来对付失恋颇有成效。

💜**多交朋友**。无论失恋与否,多交些朋友对你总是有好处的。当你与异性朋友接触时,不仅可以学会怎样与异性交往,还可以提高自己对异性的判断能力,以免当真正合适你的人出现时错过机会。"有心栽花花不开,无心插柳柳成荫"。你不苛求缘分,缘分可能更容易到来。

💜**完善自己**。失恋后要对失恋的原因进行仔细检讨,看看造成失恋的原因是自己的不足占多数还是对方的错误占多数,尽量站在客观公允的角度上进行检讨。如果找到了自己的问题,那就要适度地改变自己,让自己成长。如果说失败是成功之母的话,失恋就是成熟之母。当你成长、成熟之后,再拥有爱情时便会避免犯同样的错误。在寻找自己不足的时候要把握分寸,不要过分苛责,进而让自己陷入自卑的泥潭之中。

寻找爱情的过程就像寻找工作一样,即使失败了一百次也没有关系,只要成功一次便足够了。如果你现在被困在失恋的阴影中,那么请接受现实、勇敢地前进,要相信自己,终究会获得属于自己的那份爱情。

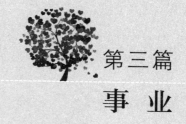

part 03

第三篇

事 业

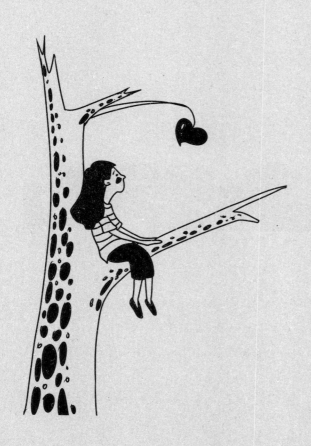

一、克服社交恐惧

现在请回想一下你的同事昨天穿了什么衣服、做了什么事情、说了什么话。是不是一片茫然？此时才发现自己并没有注意过这些，就像别人不会过度关注你一样。因此在日常生活中，不必时时刻刻去计较自己在他人心中的形象，而是将自己的注意力更多地集中在需要完成的工作上。

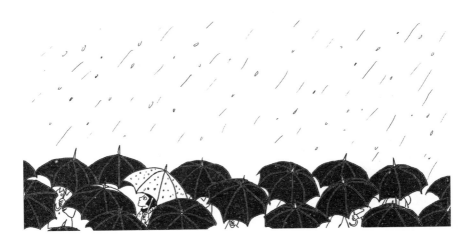

🏵 心灵故事

一次，年幼的田学拿着玩具去同学家玩儿，碰巧在门口听到同学的父母说："你那个同学太烦人了，下次他再来，你就快一点把他打发走吧！"田学拿着玩具愣在原地，然后转身离开了。自此，田学变得害怕与人接触、交往，更不敢与人交朋友。

张川小时候得到了一次演讲的机会。为了这次演讲他做了大量精心的准备，并抱有极大的期待。但是万万没想到，当他走到台上时，大脑突然一片空白，原本背得滚瓜烂熟的演讲词忘得一干二净了。从那他就变得不敢在众人面前讲话了。

从心理学角度分析，恐惧是指面对某种未知事物，用自身已经掌握的材料和知识来分析时，因无法得到正确理解所产生的心理问题。比如，当一个人走夜路时，突然发现了一个未知的事物，大脑便会根据当时的环境、目标的形态，结合自己在生活中所接收的信息进行分析，从而得出结论。如果这个结论不是自己所熟悉的事物时，便会产生恐惧感。

婴儿除在失去拥抱和遇到大的响声之外，别的事物无法引起他们的恐惧感。因此，大部分的恐惧心理都是后天学习的，通常是主观臆想的产物。但恐惧感是对人影响最大的一种情绪，几乎渗透到人们生活的每个角落。

社交恐惧是指在社交场合与人接触时，注意力过分地放在周围环境上，对周遭环境的刺激异常敏感，认为自己的一言一行总是被别人关注着。因为担心自己会被别人嘲笑而处于一种莫名的心理压力下。社交恐惧与人在童年时期的某个行为印痕有着直接的关系。

心理调节

克服社交恐惧，就必须找到根源，找出具体的刺激源，才能对症下药：

💜**将注意力集中到应该做的事情上。**在社交场合中，不要过度在意自己可能会给他人留下什么样的印象。自己只是一个小人物，别人并没有必要时刻盯着你，更不会时时刻刻关注你的行为举止。我们应该做的就是将自己的注意力集中在要做的事情上，而不是时时担心自己的行为可能在他人的心中留下怎样的印象。

💜**当头棒喝。**当心理过于紧张或焦虑时，不妨大声地问自己："情况再坏能坏到什么地步？我会失去什么呢？不会！就算情况再糟糕也不过是回到起点，我仍然可以从头再来。"当想通了这些之后，一切就会变得容易起来。

💜 **脱敏法**。面对自己想要接触的对象感到恐惧时，可以采用循序渐进的方式来克服这种心理障碍。先看看对方的衣着打扮，再瞧瞧他的面部表情和眼神，可以向其递出友好的微笑，当自己身边有朋友时，主动与对方交谈，试着单独与对方接触。

二、你有"上班恐惧症"吗？

克服"上班恐惧症"，重在保持心态的平衡，要适时地转换角色，如在假期结束前的最后一天，从休息的状态中走出来。做一些上班前的准备工作，使自己的情绪适度紧张，将有益于尽快进入工作状态。

✿ 心灵故事

宋先生是某公司业务部的负责人，在十一长假即将结束时，他心里忽然有一种恐惧感，不想去上班，希望假期能再多几天，最好时间能一直停留在假期当中。只要不去上班，他就会觉得心情很放松。宋先生说，他在单位里为了和同事相处，已经累得筋疲力尽，现在想想还是心有余悸，假期结束后又要上班，又要为了人际关系拼死拼活。

恐惧症细分起来有幽闭恐惧症、社交恐惧症、上班恐惧症、飞行恐惧症、压抑恐惧症、无手机恐惧症等。然而，对人们的日常生活影响最大的莫过于社交恐惧症和上班恐惧症了。宋先生的症状就属于上班恐惧症。此类患者对上班的工作情境感到畏惧，越是临近上班，这种畏惧的情绪就越强烈。

患上班恐惧症的人大多比较年轻，上班恐惧症的诱因也有很多，如人际交往困难，在工作上有过委屈、挫折经历等。一般情况下，性格内向、与社会接触较少或者是心理素质存在缺陷，在人际交往方面有一定问题的人，更容易患上上班恐惧症。

由于上班族在放假前，长期处于高度紧张的工作环境中，心理和身体已经建立了与工作环境相匹配的运作模式。而放假则将原来的生活规律打破，所以在重新回到上班环境时便会产生诸多不适应的现象。

心理调节

克服上班恐惧症，重在保持心态的平衡，要适时地转换角色，如在假期结束前的最后一天，从休憩的状态中走出来。只要调控适当，就可避免患上上班恐惧症。

缩小假期与工作的反差。要想不让上班时的生活习惯遭到过大的破坏，就要在假期中适当增加一些活动。例如，多做一些家务或者去拜访好友，这样在假期后恢复原有的运作模式就会容易很多，也在一定程度上避免了上班恐惧症的发作。

日常工作中要劳逸结合。一个人长时间地处于高强度的工作压力下，在休息后便不容易恢复。因此，要注意在日常的工作中劳逸结合，做一些能让自己放松的活动，如慢跑、瑜伽等。

使用放松方法。找一个自己觉得舒适的姿势坐在沙发或椅子上，把休息的意念输送到全身各个部位，并想象肌肉做出了相应的放松反应。当感到全身都松弛下来后，开始调整呼吸，把注意力集中于丹田一带，慢慢地将肚脐向背部贴近，同时呼气。充分呼气后，再缓慢而自然地吸气，如此循环。要尽可能地将呼吸放慢，但不要憋气。在呼吸的同时要告诉自己："这样真舒服。"让身心感到舒爽，达到心旷神怡的感受。这种放松的方法可以帮助你在焦躁不安的状态下，能尽快驱散焦虑，获得镇定精神的效果。

💜**提前进入角色。**许多人都有这样的经历，在星期一上班的时候效率比平时要低。这是因为人们在经过了周末的休息后，很难马上适应快节奏的工作。因此，在上班的前一天，应当有意识地做一些与工作有关的事情，这样才有助于尽早地进入工作的状态中。

三、从"小心眼儿"里钻出来

雨果说过："世上最宽阔的是海洋，比海洋宽阔的是天空，比天空更宽阔的就是人的胸怀。""小心眼儿"只会让我们走进人生的死胡同，错过很多美好。其实，人们只要多一些分享的心态，便会经历更多、更美、更精彩的风景。

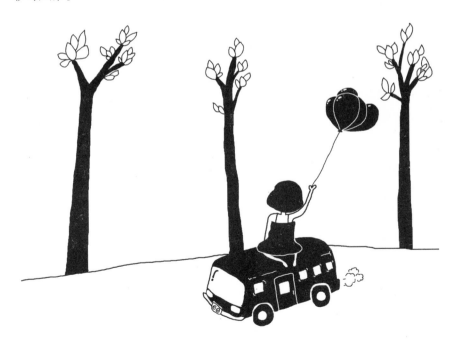

❀ 心灵故事

　　现年 36 岁的周先生是个在单位没有人缘的人，究其原因是他爱计较小事。别人没有占过他一点便宜，而他也从来没有主动帮助过别人。春节快到了，单位里分发礼品，由于当时他不在现场，便将他的一份留在了一边。等他回来后发现自己的东西比别人要少时，就认为是同事故意将少的那一份留给他，当时脸上就乌云密布，使得办公室的气氛非常紧张。

　　回到家里，他也没什么精神，把东西往厨房一扔，就气呼呼地到阳台抽烟，妻子叫他吃饭他也不吃。妻子怎么拉他，他也不去，弄得妻子也生了一肚子的气。平时固定陪妻子散步的活动也不去了，早早便将自己关在卧室中睡下了，但是怎么也睡不着，折腾了大半夜，好不容易睡着了，可上班的时间又到了，妻子准备的早饭也没吃，就饿着肚子上班。妻子以为过几天就好了，但是一连七天过去了，天天如此。这让他的妻子非常担心。

　　故事中的周先生是个小心眼儿的人。所谓的小心眼儿，就是心胸狭隘、器量小、遇事喜欢钻牛角尖。从狭隘心理中衍生出许多不良心理，如嫉妒、猜疑、孤僻和神经质等。心理狭隘的人往往不能容忍别人对自己的议论和批评，更加无法忍受丝毫的委屈和伤害，否则就会耿耿于怀。狭隘是自我过度膨胀的表现，通常表现为凡事都不能吃亏，否则就心理不平衡，在吃亏后会想方设法地弥补自己所受的损失。

　　狭隘心理往往只有在涉及自尊心或者利益得失的时候才会表现。例如，受到了指责和批评，受到了误解和委屈，或是在利益上受到了损失。无论这件事的发生是有意还是无意的，偶然的或者善意的，此类人狭隘的心胸都会明显地显现出来，让人感到难以与之相处。但是当这些情况没有发生的时候，他们的人际交往仍然显得活跃、积极，以至于对他们了解不深的人难以发现他们的人格缺陷。

　　狭隘的人总是把自己包裹在一个严严实实的壳里，他们没有恻隐之心，没有关爱之情，有的只是以自我利益为中心的念头。他们不懂得体贴、理解、谦让和宽容。

❀ 心灵故事

　　在一家医院的病房里住着两个得了重病的病人，病房不大，他们只能通过一扇窗子看到外面的世界。两个病人中有一个紧挨着窗户，并被允许每天下午坐在床上半个小时，而另一个则只能整日平躺在床上。

　　那个可以坐起来的病人每天下午都将他看到的景色描绘给另一个人：可以看到一个人工湖，远处有一排排的小树；可以看到盛开的鲜花和绿油油的草地；可以看到年轻的恋人手牵手散步；可以看到孩子们在湖边玩耍……

　　另一个人则只能静静地躺在那里，想象靠窗病人所描绘的一切，在他看来，每天下午的半个小时对靠窗病人来说是一种享受。然而，在一个晴朗的下午，他在听着那个人描述的时候突然想到，为什么睡在窗前的是他而不是我呢，为什么他可以欣赏到美丽的风景，而我就只能躺在床上呢？越想越来气，越想心里越不平衡，他想换到那个床位上，非常的想！

　　一天夜里，他还没有睡着，突然靠窗的那个病人猛烈地咳嗽起来，原本想要伸手按铃帮靠窗病人把护士叫来，但是他始终没有按那个铃，而是看着身边这个呼吸困难的同伴痛苦地挣扎，走向死亡。即便是对方求助的眼神也没能打动他。

　　第二天，当护士来的时候，那个人已经死了。没过多久，这个人终于如愿以偿地换到了靠窗户的床位上，当他费力地用手支撑起自己的身体向窗外望去时，他看到的仅仅是一堵空白的墙。

　　其实，人们只要多一些分享的心态，便会看到更多、更精彩的风景。狭隘的心理只会让我们走进死胡同，得不到阳光的照耀和雨露的滋润。雨果说过："世上最宽阔的是海洋，比海洋宽阔的是天空，比天空更宽阔的就是人的胸怀。"

心理调节

克服狭隘心理，改掉小心眼儿的毛病，不妨从以下几个方面着手：

💗 **缩小自我。**要不断地提醒自己，不要过于自大、自负。自我的过度膨胀是导致心胸狭隘的重要原因。在遇到有关个人得失、荣辱的情况时，学会克制、宽容和忍让。换位思考、放眼长远，不必斤斤计较眼前的利益得失。

💗 **汲取知识的营养，提高自己的人生境界。**一个有着渊博知识的人是不会与狭隘为伍的。一个人如果拥有渊博的知识，他便会站在人生的高处，视野会比常人开阔许多，因此他能够明白个人的得失是如此的不值一提。当然，并不是满腹经纶的人器量就一定宽宏，饱读诗书而心胸狭隘的人也是有的。但这并不意味着知识有害于修养，培根说过"读书使人明智"，这是一个被普遍认可的法则。

💗 **投入大自然的怀抱，陶冶自己的性情。**人是从大自然中进化而来的，本性上是大自然的一部分。生活在钢筋混凝土的城市中，人们的心情难免会受到影响。所以在闲暇的时候，回归大自然，会使你精神振奋、心旷神怡，同时也可以开阔自己的心胸，走出小心眼儿的死胡同，豁达地面对人生，收获更多的快乐和幸福。

四、让自己充实起来

工作是排遣精神空虚的好办法。当一个人全身心地投入工作中，就会感到无比充实。除此之外，通过工作人们还会看到自身的价值，从而让人生充满希望和成就感。

🌼 心灵故事

穆明洋是一个正在读高一的女孩，她平日学习非常刻苦，成绩总是在年级里名列前茅。也正是由于这个原因，她的生活中除了睡觉吃饭就只剩下学习，渐渐地感到有些累了。恰好暑假到了，穆明洋就想趁着暑假好好地休息一下，彻底放松。但是问题出现了：在学校的时候，她将心思都放在了学习上，缺乏与同学交往的经验，没有几个朋友。假期中她开始感到孤独，这种感觉在她一个人在家的时候显得格外地强烈。经过了头几天的"放松"后，她开始觉得无所事事、无精打采，甚至动都不想动。穆明洋这才发现，学习成了自己生活的全部，如果停止学习，生活就是一片空白。一种前所未有的空虚感把她压倒了。

故事中的穆明洋本来生活得很充实，把全部心思都放在了学习上。但这种充实感并不可靠，只是停留于表面。她的生活过于单调，一旦停止了学习，自己就被一种孤独感和精神空虚感所包围。

所谓精神空虚，指的是一种没有精神寄托和精神支柱时产生的心理状态。通常空虚的人会感到百无聊赖、孤独懒散，也就是人们常说的没意思、没劲。在现实生活中，人们之所以会产生空虚感，主要是因为生活没有后顾之忧，物质条件优越。因为习惯于物质享受而不再思考人生的意义，因为没有后顾之忧而丧失了积极的生活态度，整日无所事事、虚度光阴，导致了精神上的空虚。

心理调节

如何排遣精神空虚，让自己的生活充实起来呢？

有目标才会有追求，才会去拼搏。 树立与自身的实际能力相符合的目标，体验拼搏的乐趣。需要注意的是，目标一定要与自身相符合，不能过高或过低。目标太低，会让人觉得很容易达成，反而不会努力；而目标定的太高，会让人感到无能为力，无法激发奋斗的动力。

工作是排遣精神空虚的最好办法。 当一个人全身心投入工作的时候，就会忘记精神空虚所带来的痛苦和烦恼，而且在工作中，人们会看到自身的社会价值，从而让人充满希望。

布堪纳特别迷恋美式足球，可以说是一位铁杆儿球迷。美式足球的比赛一场要 60 分钟，其间少不了犯规、换场、中场休息、伤停补时、教练叫停等，这样耗费了许多时间。

一天，布堪纳突然觉得每天都坐在电视前看比赛是一件很浪费时间的事情，甚至产生了罪恶感，但是自己又没有办法不看球赛。所以为了让心理上平衡些，他决定给自己找点事情做。他记起前几天刚刚从后院捡了两大桶核桃，于是便把这些核桃搬到屋子里，一边敲核桃一边看电视，以求自己心安理得一些。

布堪纳一边看球、敲核桃，一边思考着自己为什么长时间坐在电视机前会有罪恶和不安的感觉。最终布堪纳悟出一个道理：劳动本身不仅对自己有好处，对其他人也有着莫大的好处。劳动直接或间接地促进了社会的发展和进步，如果有一天人类停止了劳动，那就意味着人类社会自身的毁灭。

💛**改变懒散的习惯。**当一个人无所事事时，便会胡思乱想。因为没有新的刺激产生，时间一久自然会感觉空虚。因此，要想生活变得充实，就要改掉懒散的毛病。

💜**培养多种多样的兴趣爱好。**读书可以开阔人的视野、充实人的心灵、提升人的思想境界、排遣精神上的空虚。此外，进行体育锻炼，如打太极拳、跑步等，也是战胜精神空虚的好办法。

五、遇到"资讯焦虑"怎么办？

当前世界是一个信息社会，当那些形形色色的信息如潮水般向你涌来时，你是否有过类似的感受：信息太多，看不完；有好多想看的，不知道该看哪些；看了半天，不知道自己到底在看什么；看得越多，忘得越多；不该看的费了好多时间看，该看的却没看；看了一堆和自己生活完全无关的文章或报道……这些现象都是"资讯焦虑"不同程度、不同形式的表现。

✿ 心灵故事

由于经常上网检索资料，小王面对庞大的网络信息，开始受到资讯焦虑的困扰。每当他想忙里偷闲，浏览网页的时候，就会被焦虑不安的情绪侵袭。浏览哪些网页，接受什么信息，这些都会让小王坐卧不安。查找资料时，俯拾皆是的信息让他难以选择，总想要把所有的信息全部搜集到，想要面面俱到、巨细无遗，结果常常搞得自己疲惫不堪。

为了摆脱资讯焦虑，小王开始了一个人的网络战争。他想要驯服网络这头怪兽，既要用这把双刃剑披荆斩棘，又不能被它斫伤自己。这场战争持续了相当长的时间。小王曾严令自己：除非需要通过网络收集材料，否则坚决不上网。当这一禁令松弛之后，小王又给自己罗列了各种打算登录的网站、论坛以及除了工作之外希望获取的信息。但是由于罗列的内容过多，失去了指导意义，小王再一次陷入了资讯焦虑当中。

在这个信息化的时代中，信息的传播手段日新月异，特别是互联网，它已经全面渗透到人们生活的各个角落。如何有效率地获取和处理资讯，成为很多人需要面对的难题。总是有读不完的书，总是有新的事物出现在面前，而我们总是对它们一知半解。我们刚刚明白了什么叫反物质，又被深奥的某某哲学搞得一头雾水；别人已经在用先进的 RSS 订阅进行新闻阅读，而自己却还在等待每天一期的纸质报纸来传达新闻消息……为了在社会中立足，我们不得不去追逐随时更新的知识，但是我们的脚步却永远也跟不上资讯更新的速度。

什么是资讯焦虑？它是指人们在面对资讯、搜索资讯、处理资讯、应用资讯时，感到难以控制又无法逃避，从而导致心理上的一些不愉快感，包括不安、忧虑、紧张或担心等，严重时它可能会引起生理上的病症，如头痛、失眠、呕吐等。

当你面对资讯时，是否有过类似的感受：看不完；有好多想看的；看了半天，不知道自己到底在看什么；看得越多，忘得越多；还有好多该看的没看；看了的，又有一大堆和自己生活完全无关……这些症状都是资讯焦虑不同程度、不同形式的表现。所以，当这些症状出现时，就需要给自己敲响一记警钟——资讯焦虑入侵了，要做好应战的准备。

更多的信息不等于更好的信息，当我们面对周遭泛滥的各种信息时，信息就变成了一种累赘。我们没有办法有效地吸收并应用这些信息，无法将这些信息转化为对自身有价值的知识。大部分人都有过"超载健忘症"的经历，这就是为什么我们在看完一篇冗长的文章后，一个字也记不得的原因。只有让资讯为己所用，才能彻底地从资讯焦虑中获得解放。那些把所有的信息碎片都往大脑中塞的人并不能成功地运用资讯。

心理调节

💙**要清楚地了解自己对信息的需求。**人不必学通一切，要坦然面对自己的无知。 想要成为资讯的主人，就要对周遭的资讯有所取舍。在这个信息爆炸的时代里，资讯是为懂得灵活运用它们的人准备的。只有对你有用的信息才有价值，其他信息只会让你更加彷徨和迷茫。在信息的海洋中，想用自己手中那块小小的海绵吸干所有的知识无异于痴人说梦。对我们来说，最好的选择就是做一只吞吐海水、汲取所需的游鱼。

💙**防范信息中存在的陷阱。**我们想要摄取新的信息，是为了与原有的知识进行整合，更好地服务自己的工作和生活，而非否定从前的认识。更何况信息良莠不齐，难免存在着陷阱，甚至在信息传播中被人别有用心地异化，以达到其不可告人的目的。所以，面对周围的各种信息，如果没有进行分析而照单全收，这些信息势必会对接受者造成伤害。

💙**要接受自己的无知。**许多人无法接受自己的无知，因为羞愧或者恐惧而拒绝说出"我不知道"，从而产生焦虑。所以，让我们淡然承认自己的无知，坦然接受新的信息，只有这样，我们才能走出信息焦虑的阴霾。

六、化解职业倦怠

中国有句古话"家家有本难念的经"。在这个世界上，只有很少的一部分人会完全满意自己的工作。富兰克林曾经说过："最幸福的不是找到自己所喜欢的工作，而是喜欢上自己的工作。"

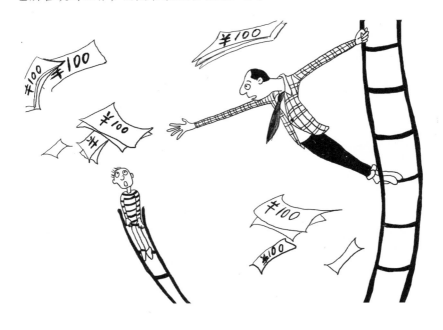

✿ 心灵故事

崔晨浩曾经在一家网络公司担任网络编辑，他是在公司刚成立不久后加入的。刚加入公司时，他主要负责新闻板块的编辑，对于新闻系毕业的崔晨浩来说，他非常喜欢这件轻松又与专业对口的工作。

在他加入公司一年之后，公司有了很大的发展，人事开始变动。崔晨浩因为工作表现突出而被提拔为管理人员。职位的变动也让他的工作内容发生了变化。他的工作已经不仅仅是简单的加工、采访新闻了，更多是开始代表整个编辑部门与公司的其他部门进行沟通。

在许多人看来，崔晨浩理应为自己的这次晋升感到开心，因为这说明了领导对他工作的认可。可实际上，崔晨浩并不是那么开心。现在的他每天都要开一次会，有时甚至要开两次。而且每次会议结束后他都要为自己部门的员工传达会议精神。

崔晨浩觉得，虽然新闻编辑工作看起来没有什么了不起，但是他却真心地喜欢那种埋头工作的感觉，每次看到自己写的新闻产生很高的点击率的时候，内心便会产生莫大的满足感。现在的工作在级别上高了许多，待遇也好了很多，但是在他内心深处却产生了一种莫名的空虚感。随着时间的不断推移，这种空虚让他在各种会议上都提不起精神来，他再也不去积极发表意见了，整天都垂头丧气。

崔晨浩的表现就是职业倦怠，也就是在工作过程中承受过大的压力从而产生厌倦情绪。如果不能正确处理职业倦怠的话，不仅会大幅降低工作效率，还会进一步影响到个人的发展，进入热情降低，工作效率下降，回报降低，进一步丧失热情，效率继续下降的恶性循环。

职业倦怠主要表现为以下几种症状：

1. 对工作毫无热情。在大多数情况下，每个人对工作的热情都会周期性地发生变化。但是，一旦陷入工作倦怠之中，便会在很长一段时间里得不到改善，工作效率、工作质量都会大大降低。重复性工作是导致职业倦怠的一个非常重要的因素。当人们对一份工作的热情熄灭后，便很难再次燃起。

2. 在工作中产生挫折感。每个人在工作中都会产生挫折、沮丧和愤怒的心理，如果这种情况频繁地发生，或者周期性地发作，那么便有可能已经陷入职业倦怠了。当人们在工作中的挫折感大于成就感时，就会失去对自己工作的热情，而当挫折感呈周期性出现时，人们就很容易对自己的工作产生倦怠。

3. 对未来充满迷惘，得过且过。职业倦怠者缺乏明确的职业规划，抱着"走一步看一步"的心态，对未来感到困惑，看不到希望。有的人为了应对来自工作和人际关系的压力，通过酗酒或是抽烟来缓解压力。

4. 周期性的焦虑、恐惧、沮丧。许多人在工作了一段时间后会因为工作上的一些小的失误感到焦虑，导致常常坐立不安、胡思乱想。虽然人在办公室，但是心早已不知道飞到什么地方去了。

5. 不融洽的人际关系。当人们产生职业倦怠后，便会觉得与同事相处越来越难，无法与同事进行沟通。因为焦虑等负面情绪的影响，倦怠者经常与同事发生冲突，最终可能会向着自我封闭的方向发展，继而对职业生涯造成毁灭性打击。

6. 刻意回避社交活动。许多人在工作了一段时间以后，表现出强烈的自我封闭倾向，不喜欢与人沟通，或是害怕与人交流。这通常与一个人所受到的挫折有关，当一个人受到一定程度的打击后，对周遭的环境日益敏感，无法面对与人交往时所产生的难以避免的心理冲突。

7. 身体健康状况每况愈下，大毛病不犯，小毛病不断。当一个人的情绪及其人际关系出现问题时，他的健康状况也会受到影响，经常会有精疲力竭的感觉，从而进一步影响到他的工作效率。

一个人工作倦怠的状态不仅会影响到自己，还会影响到整个工作环境。比如，一个部门的负责人每天都充满焦虑和疲惫，那手下的员工也不会觉得好过，他们一定会谨小慎微，生怕工作中出一点差错，从而焦虑、不安，产生倦怠情绪。试想一下，如果你身边的同事不断地抱怨着，说这是一份没有意思、没有前途的工作时，你会怎样想？

心理调节

调节职业倦怠情绪，可以从以下几个方面着手：

💜 **学会适应环境，进行有效的自我调节**。一个人如果不能很好地控制和管理自己的情绪，那么他对工作和生活的热情便会大幅降低。相反，如果控制得当，便可能提升自己对生活和工作的热情和动力。

💜**缓解工作压力**。人们通常认为，如果想要得到所有的荣誉或者收入，工作中的压力自然会越来越大，焦虑、不安便会随之产生。如果压力得不到有效缓解，身心健康和工作状态会产生不利影响。劳逸结合是缓解工作压力、预防职业倦怠的有效方式。

💜**不断掌握新的技能**。社会正处于一个高速发展的时期，每天都会有大量的新知识出现，工作岗位的要求也在不断地提升，这就要求我们不断地掌握新的技能。如果不能适应工作环境的变化，人们便会产生不安全感。面对工作手忙脚乱的人很难长时间地保持对工作的热情，久而久之，倦怠情绪也就随之产生了。因此，不断地学习、充实自己可以长久地保持工作热情，防范职业倦怠。

💜**从工作中找到乐趣**。中国有句古话，"家家有本难念的经"。在这个世界上，只有很少的一部分人会对自己的工作感到十分满意。富兰克林曾经说过："最幸福的不是找到自己所喜欢的工作的人，而是那些喜欢上自己工作的人。"因此，我们要设法调整自己的心态，从工作中找到乐趣。

只有当不断地调整自己，消除职业倦怠所带来的负面影响后，你才能获得追求职业发展与实现自身价值的机会。因此，努力地适应社会，适应周边环境，将职业倦怠彻底丢在身后吧！

七、释放你的工作压力

实际上，工作压力来源于工作过程中产生的糟糕感，而非工作本身。因此，调整工作的时间、环境和内容都不是行之有效的方法。要想缓解工作压力，首先要做的就是调整对工作的感觉。将那些引起焦虑的感觉变为欣赏和劲头十足的感觉，这才是改变工作状态的关键，也就是说我们要善于从工作中找到成就感。

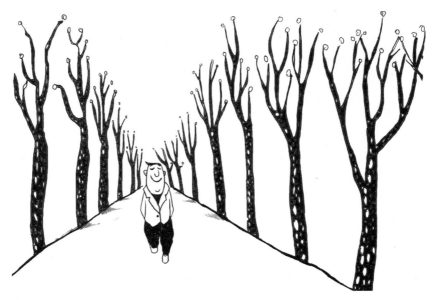

❀ 心灵故事

32岁的段静女士是某医药公司市场部的主管。她认为自己是一个很幸运的人，刚到这家公司一年便升为部门主管，非常有成就感。于是，段静便开始了每天机械化的生活：上午十点之前，上报头一天的销售记录，然后与代理商谈合同；到了下午就在电脑前整理分析数据；晚上统计不同区域的经理上交的报表。朝九晚五对她来说已经成为一种奢侈。

回到家后，段静累得根本顾不上孩子和丈夫。直到有一天，丈夫将离婚协议书扔到段静面前的时候，她才意识到事情的严重性。段静在心里问自己，她最爱的人怎么就不能理解自己呢？

长期处于过重工作压力下，不但会影响我们的正常生活作息，还有可能像段静一样家庭破裂，还会对我们的生理和心理方面造成危害。忧郁、焦虑、不安、无助、沮丧等不良情绪大多是由沉重的压力所带来的。

长期承受持续高度不良压力的人，会容易变得浮躁不安、暴躁易怒，患抑郁症和其他心理疾病的概率也相对高很多。

同时，不良压力还会严重影响人的理解、记忆等认知能力，使人的智力水平降低，考试焦虑症便是最好的例子。同时人与人之间的交往能力也会受到影响，如对人冷淡、容易与人发生冲突；还会使人染上不良生活习惯，如吸烟、酗酒、吸毒等，甚至还会使人形成一些强迫症行为。

心理调节

那么，如何缓解工作压力呢？

💙**认清压力的真相，同时采取有效的解决方法。**实际上，工作压力的来源是在工作过程中产生的糟糕感，而非工作本身。因此，调整工作的时间、环境和内容都不是行之有效的方法。要想缓解工作压力，首先要做的就是调整对工作的感觉。将那些引起焦虑的感觉变为欣赏和劲头十足的感觉才是改变工作状态的关键，也就是说要从工作中找到成就感。

💙**制订工作计划。**先将工作计划分解为周计划和日计划，在每天工作结束后，检查一下今天的工作情况，并整理第二天的工作思路与方法。在制订计划的时候，要考虑到现实的不确定性，从而制定一个富有弹性的计划表。应当将计划定为自己能力极限的80%，而不是100%。每天都可能会遇到一些意外情况，如上级交给你的临时任务需要立即完成等。如果每天的计划都是100%，那么，在你完成临时任务的同时，定制好的计划势必会受到影响，甚至需要延迟或暂停。久而久之，你的计划便失去了严肃性，成为一纸空谈。

💙**合理地进行任务分类。**许多时候，我们只看到了任务的重要性，而忽略了时间与相关性的原则。要知道，交给你的许多任务都是有连续性的，如果孤立地看待便会破坏部分任务的延续性。因此，在开始进行某项任务之前，先向后看一看，以避免前后矛盾造成返工。处理好这一点，不但节约了时间，工作效率也得到了提高。

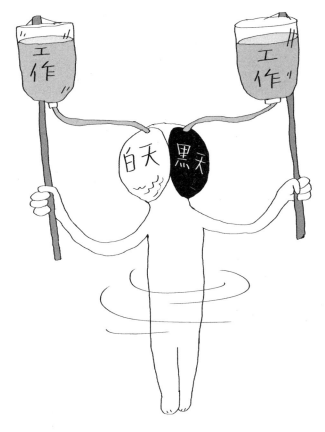

　　💗**在规定的时间内完成工作。**将完成任务的时间定在提交工作成果的最后一刻并不是一个明智的选择，这与上文提到的弹性计划一脉相承。任何事情都不可能按照人的主观意识进行，当临时任务与先前的任务发生冲突时便会陷入被动的状态。一个每次都能如期完成工作任务的员工，即使没有天天加班加点，也会让领导觉得是个可靠、稳重的人。所以，在接受工作任务后，我们应该在保证质量的前提下，尽可能提前完成任务。

　　💗**有效地管理时间和制订成熟而富有弹性的计划。**这样可以极大地提高工作效率，感受到工作带来的快乐和成就感。只有对自己的工作感到自豪时，工作带来的压力才会得到缓解和释放。

附：长期处于沉重工作压力下的生理信号：

※ 头发发出的警告：

1.出现灰发。当人处于巨大的压力之下，身体会将体内存储的维生素B消耗殆尽，从而引起头发颜色的变化。

2.脱发。正常情况下，一个人每天大概会掉100根头发，当人处于非常大的压力下时，头发便会停止生长，在大约8周之后，头发每天掉落的数量将远远多于100根。

※ 腹部发出的警告：

腹部信号包括腹部鸣响、腹泻、腹痛、便秘、不规律的生理周期等。

※ 头部发出的警告：

1.穿刺型头痛。长期处于不良压力状态下，头的一侧或是眼后部会产生穿刺性疼痛，通常发生在清晨或夜里。

2.穴位型头痛。由于精神压力过大，造成面部穴位压力的累积，使人在鼻梁处感到壅塞和隐痛。

3.紧张型头痛。由于抑郁和焦虑使头皮、面部、颈部的肌肉紧缩，造成有挤压感的不适症状。

※ 睡眠状态发出的警告：

睡眠是人类恢复白天所消耗能量的重要手段，但是过重的心理压力会打破正常的睡眠模式，甚至使人彻底丧失睡眠。

八、选择也是一种痛苦

弗洛姆在《逃避自由》中提到，当人们面对太多的自由选择时，反而会不知所措，会觉得拥有选择比放弃选择还要难。于是便放弃选择，逃到没有自由选择的环境中，以寻求心理上的安全。

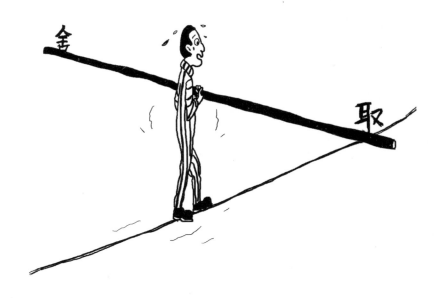

✳ 心灵故事

有一个人想要跳槽，在简历发出去不到一周，便有四五个公司向他递出了橄榄枝。原本这是一件挺让人高兴的事，结果反倒让他感到非常苦恼。这些公司就像吃饭时选择没有拉开档次的餐厅一样，各有各的优势，但又都没那么好。

第一家提供的岗位与原来的公司几乎一样，这使得他进入新的公司后能轻松地上手，而且原先积累的关系也都能派得上用场，很容易得到领导的重视，有比较好的发展前景。第二家公司离他住所很近，走路只需要半个小时，与以前上下班动辄都需要一两个小时的路程相比，这家公司的地理位置优势明显。第三家薪资比原先的公司要高得多，比起其他几家公司也有接近10%的差距，这让他很心动。但是公司的办公地点离家较远，如果去这家公司上班就要每天挤一个多小时的地铁。第四家不用每天赶早上班，每天在家里将需要完成的任务按时上交即可，这让以前每天都要早上7点起床的他十分向往，但是薪资待遇却是四家公司中最低的。

他迷茫了，不知道到底该从这四家公司中如何选择。

故事中的主人公面临着选择困境。这样的处境有时会让人感到焦虑和痛苦，在心理学上称之为选择性焦虑。一些人一旦面临重大选择，就会左顾右盼、焦虑不安、心急如焚，内心充满了无助与恐慌。对他们来说，选择是一种痛苦。

　　我们在与朋友聊天的时候，经常可以听到"我到底该怎么办呢？"同时脸上还挂着迷茫的神色。在这些问题中，十有八九都与选择有关。例如，毕业了我是该考研还是该找工作；去一线城市打拼还是回家找一份安安稳稳的工作；考公务员还是去一家企业当白领？等等。

　　拍过写真的朋友一定遇到过这样的情况，在拍的时候摄影师闪光灯不停闪烁，自己兴致高昂。到了选照片那天，兴致却怎么也高不起来了。因为这意味着你需要从几十张甚至几百张照片中选出二三十张修片入册。看着电脑中的照片，想要选出这其中的10%实在是比登天还要难。这张很好，那张也不错，到最后哪张都舍不得扔。每当看到电脑中的照片被一张张无情地删掉，都觉得心像是被刀割一样疼，于是开始后悔当初为什么要拍那么多，或者干脆钻入影楼的圈套中——多选几十张。

　　当人们面对选择时，特别是在选择能给人带来益处或者快乐的东西时，人都会本能希望能够全部拥有。但在多个好处不能兼得时，人们就只能选择其中之一，在做出选择的同时就意味着不得不放弃其他的备选项。弗洛姆在《逃避自由》中提到，当人们面对大量的自由选择时，反而会不知所措，会觉得拥有选择比放弃选择还要难。于是便放弃选择，逃到没有自由选择的环境中，以寻求心理上的安全。

　　选择焦虑在日常生活中非常普遍，甚至随时随地都可能遇到。比如，领导交给你一个任务，必须今天完成，于是你便加班加点，赶在午夜12点之前交上去。但是如果领导布置给你两个任务，而且时限是明天时，麻烦就来了。此时你面临一个选择，是今天一口气将两个都做完，还是今天弄一个明天弄一个，慢慢完成？就算决定了一鼓作气将两个任务一起完成，没准过一会儿你还会改主意，一会儿搞搞这个，一会儿再弄弄那个，这样反而会降低效率。

心理调节

就像硬币一样，任何事情都有它的两面性。每个选择都有它的优势和劣势。完美是不存在的，即便真的出现一个接近完美的选择，凭什么这个馅饼就会砸到你的头上？其实选择，就是要面对内心真正的需要，清楚地知道自己最看重的是什么。这是我们做出正确选择的基点。

如果实在无法做出抉择，那就定下心来，然后朝着一个方向义无反顾地走下去。拥有选择的权力也意味着需要承担相应的责任，既然决定了，就要承担起选择所带来的后果，就必须面对前进道路上的重重障碍。要成为一个有决断力和敢于担当的人，要成为直面选择的强者。

九、为什么要猜疑别人？

当一个人掉进猜疑的心理陷阱之后，必然会对他人失去信任。例如，看到有人背着他讲话，便怀疑人家在说他坏话；领导对他的态度冷淡了一些，就会觉得领导对他有了看法等。如果不能及时地阻止这种不良情绪的发展，便会由怀疑他人进一步变为怀疑自己、否定自己，从而失去自信。

心灵故事

李永安是一位小有名气的画家，有一次他在法国巴黎的街头写生。那天天气非常炎热，李永安一边画一边擦着汗，这时一杯水出现在他的面前，原来在他画画的时候，一个法国女孩一直在他的身后看着，在看到李永安满脸汗水后，便端了一杯水过来，想让他解解渴。

可就在李永安端起水杯的时候，他突然想到，如果水里有安眠药怎么办？在这个陌生的国度里，一个素昧平生的陌生人怎么会给一个毫无关系的画家倒水呢？这时法国女孩冲他笑笑走了。李永安立刻将水杯放下，摸了摸口袋中的钱包，发现没有丢，才继续放心地画画。晚上回到住处，想起白天发生的事情，李永安感到十分羞愧。

对那位法国女孩来说，给画家倒水是出于对艺术的尊重和对艺术家的敬仰。而李永安却因为自己内心的疑虑和防范误会了好意。在现代社会，我们所受的教育总是使我们时刻与陌生人保持距离。对陌生人的微笑、陌生人的付出保持戒备心理，也正是由于这种不信任才造成了当今社会中人与人之间的冷漠与隔阂。

猜疑心理表现为在与他人的交往过程中，自我牵连倾向过重。所谓自我牵连是指总认为什么事情都与自己有关，对他人的言行过分地敏感，多疑。当一个人掉进猜疑的心理陷阱后，对他人失去信任将是必然的，同时损害了正常的人际关系，例如，看到有人背着他讲话便怀疑在讲他的坏话；领导有时因为别的原因对他的态度冷淡了一些，就会觉得领导对他有了看法等。如果不能及时地阻止这种不良心理的发展，便会由怀疑他人进一步变为怀疑自己、否定自己，从而对世界、对生活失去自信。

✿ 心灵故事

在《三国演义》中，曹操刺杀董卓的行动败露后，与陈宫一起逃到世交吕伯奢家。因为两家关系不错，所以吕伯奢一见曹操来了，便让儿子杀一头猪来款待他。这时曹操已是惊弓之鸟，听到吕伯奢儿子的磨刀之声，又听说要"缚而杀之"，便疑心大作，以为吕伯奢要杀了自己，于是不问青红皂白，拔剑将吕伯奢一家给杀了。后来才发现，这竟然是一个误会。

曹操的猜疑心理已经达到了病态的程度，害人害己。那么，如何克服猜疑心理，以阳光的心态待人接物呢？

👥 心理调节

💜 **进行积极的自我暗示。** 当自己陷入猜疑心理时，可以暗示自己："他们并没有在讨论我"或者"他们这样做是为了我好,是善意的,是我多虑了"。并且转移自己的思想焦点,多想一些生活中美好的事情。

💜**理性思考,避免无端猜疑。**当猜疑心理萌发时,首先要考虑自己为什么会这样想,理由是什么,不要朝着强化猜疑的方向思考。在做出决定以前,多问自己几个为什么。

💜**加强彼此之间的沟通和交流。**很多时候,猜疑来源于对事物认识得不全面。当人际交往中遇到这样的情况时,应该坐下来,通过谈心消除误会,从而避免许多冲突和矛盾。

💜**远离喜欢搬弄是非的人。**许多时候猜疑正是因为听信了流言而产生的。与喜欢搬弄是非的人在一起,难免会成为猜疑心理的受害者。

💜**坚持"责己严,待人宽"的原则。**善猜忌的人大多对自己要求不高,对别人要求苛刻。如果不把别人的言行变化看得那么严重,许多无端猜疑便失去了发生的可能。

总之,在面对身边人的时候,要让自己的心情放松一点儿。要想在人生的道路上畅通无阻,首先请打开信任口袋,接纳更多的人。将心比心、以心换心,这样才能结交更多的朋友,而用信任换回来的朋友,将是我们前进道路上最为宝贵的财富。

十、收起强烈的报复心

报复心理是对自己内心的一种摧残。在实施报复以前,报复者要花许多时间来构思报复的途径和方式,幻想报复的场景。在这样一种幻想中,自己的心理就容易朝着一种畸形的状态发展。也许,起初只是一个微不足道的报复念头,最后会演变成一场可怕的灾难,并最终导致一个人的彻底毁灭。

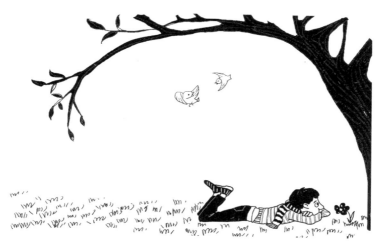

🌼 心灵故事

一个女孩得了严重的精神疾病，但她的酒鬼父亲经常打骂她，还不让她上学，逼她出去打工挣钱。最终，这种不幸的家庭生活，让一直忍受痛苦的她得了严重的妄想症。所有人都为她的遭遇感到愤慨，十分同情她。为了治疗她的妄想症，心理医生为她编演了心理剧，主要内容是针对她的父亲。但是在心理剧上演了十几遍后，心理医生发现效果不那么明显，于是决定在心理剧中加入新的内容——让她的父亲去世。

当她从导演那里得知故事剧情后，她的话让所有人都感到震撼。"你怎么能这么快就死掉？我还有很多仇要报，你死了我怎么办？"心理剧结束后，她说："我的父亲不是一个应该得到宽恕的人，但是我现在明白了一点，因为憎恨，我开始毁灭自己。就算为了自己，我也要停止复仇。"

报复心理是指当人们受到强烈的破坏性刺激后，产生"以牙还牙"的反应性心理。具有报复心理的人，时常对他人怀有戒备和防范心理，容易误解别人，很难与他人相处。而且有时对别人施加了报复行为，自己也会感到良心不安，会产生自责的心理。因此，报复心理不仅会对报复对象造成伤害，还会危害到自己的身心健康。

报复心理是对自己内心的一种摧残。在实施报复以前，报复者会花许多时间来构思、幻想报复的内容，使自己的心理朝着畸形的状态发展。长期处于这样的心理状态，会对身心造成极其恶劣的影响，甚至会引发生理上的疾病。起初貌似微不足道的报复欲望，最终可能彻底毁灭一个人。

❀ 心灵故事

鸽子与麻雀站在树上聊天，鸽子问麻雀："你知不知道雪花有多重？"

麻雀说："比没有重量重一点。"

鸽子告诉麻雀它前几天遇到的一件事情："那天我站在一棵巨大的树上，当时雪花片片飘落，无声无息。因为无事可做，我便数着雪花，1片、2片……直到6572951片，一切看来很正常，不料就在数到6572952时，整个树枝突然断裂了。"

不良心理就如同没有重量的雪花一样，开始似乎并没有什么影响，但滴水穿石，质变总是需要一个日积月累的量变过程。具有破坏性的报复心不断放大的过程也是如此。

遏制报复心需要有宽广的胸襟，做到设身处地为他人着想。宽容大度可以有效地抑制报复情绪，让冲突双方减少摩擦的机会。对他人和世界怀有善意，可以在不知不觉间消除报复心理，改善人际关系，使生活更加快乐。

十一、学会忘我

在人际交往中，要想达到忘我，最好的办法是培养对别人的兴趣。提醒自己，没有人特别关注自己。我们需要做的只是自然而然地展现出真实的自我，并关心对方。

❀ 心灵故事

一个年轻漂亮的姑娘正在向好友大倒苦水：她刚刚与别人约会回来，觉得自己在约会的时候很傻，对自己的表现很不满。听完她的话，朋友心平气和地对她说："世界上有谁不傻呢？你觉得自己傻在哪儿呢？"

年轻的姑娘说："我总是期待能给别人留下一个好的印象，所以总是花费很长时间塑造自己的形象。每次出门我都会穿上自己认为最好的衣服，与别人见面之前，也会详细考虑自己应该怎么说话。但是总是有疏忽，并且被这些小疏忽搞得一团糟。我以前也与许多人打过交道，都能保持很好的状态，也不会觉得和别人没有话说，但是现在我想做得更好。在约会中，我一直在千方百计地寻找话题，可总是找不到，最后只能沉默着。我想我在他的心里一定糟糕透了。"

她的朋友说："我给你出个主意，就是不去想自己，很容易吧？"

她不解地看着朋友。

"你曾经说过，如果自己对别人的态度毫不在乎，反而会做得更好。而越想给别人留下一个好印象，表现得反而越差对吗？当你面对喜欢的人时，想要更好地表现自己，结果反而弄巧成拙，表现得比平时还差，结果时间一长，就造成了现在这样的情况。这就是说，当你与别人在一起的时候，如果时常想到自己，时刻注意自己的形象，想要给别人留下一个好的印象时，你就会感到不安。所以，对于你来说，最好的办法就是忘掉你自己。"

年轻的姑娘说："我也试图去改变啊，我一直告诉自己'不要老想着自己，我的衣服没有问题，我的妆容也很好，不用紧张'，但是这么做一点效果也没有。"

"那是方法出了问题。本来就很紧张，这样不断地告诉自己不要紧张，反而会加剧自己的紧张感。实际上，当你告诉自己不要紧张的时候，其实是在用另一种方法提醒自己注意自我感觉，不管你是告诫自己记得还是告诫自己忘掉，都会在有意无意中增强你的自我意识。如果你不能依靠这种方法驱赶自我关注，那么就要将注意力放到其他的事情上。告诉你一个一定有效果的方法，当你与他在一起时，想想他对什么感兴趣，并且对他的兴趣进行谈论，你在研究别人的时候便会自然而然地忘记自己。你现在对他比对自己更感兴趣，不是吗？"

年轻的姑娘决定试试这个新的方法。不久之后，她又来到朋友的家里，这次她是带着笑容来的。她告诉朋友自己已经成功地吸引了对方。

很多人都会有同样的毛病，也就是过分地关注自我。每个人都是以自我为中心来思考和处理问题的，但是，在现实的社会交往中，过度地关注自我并没有什么好处。它不但会给自己带来心理压力，影响自我的真实表现，还会导致忽视他人的感受和想法，对值得注意的各种细节视而不见，进而影响彼此之间的正常沟通。

过度关注自我会导致经常以为自己是别人关注的焦点。可是事实并非如此，大多数时候，我们不是站在舞台中央的主角，只是观众席上的普通一员而已。

心理调节

改掉过度自我关注的最根本办法就是学会忘我。当一个人十分投入地工作时，即便有人站在身边，他也不会察觉到，因为他在工作中达到了忘我的状态。而在人际交往中，要想达到忘我，最好的办法便是培养对别人的兴趣。没有人特别关注自己，我们需要做的只是自然而然地展现出真实的自我，并关心对方。

多年前的一天晚上，芝加哥城里举行了一个比赛，一大群人围住了在赛场一角的一对老夫妇。因为这对老夫妇的样子很奇怪，他们穿着款式老旧的衣服，看样子像是几十年以前流行过的。很多好奇的人跟着这对夫妇，注视着他们的一举一动，还拿他们取乐。但那对老夫妇只顾欣赏比赛，对他人的取笑充耳不闻。他们被比赛的紧张激烈所吸引，丝毫没有想到自己的装扮和举止会引起他人的注意，只有赛场才是他们关注的焦点。

或许，只有在我们进入了忘我的境界后，我们才能如愿以偿，成为舞台中央的明星人物。

十二、给自己一点颜色

办公室的色调会影响人的工作状态。黄色让人精神焕发，充满斗志；紫色有助于稳定情绪，减轻压力；绿色会使心情趋于平和，帮助员工平衡血压、眼压，缓解视疲劳。

✿ 心灵故事

在国外发生过这样一件事：有一座黑色的桥耸立在河面上，每年都有人从那座桥上跳河自杀。后来人们将桥涂成了天蓝色，自杀的人数减少了许多；把桥涂成粉红色，在这座桥上自杀的人基本就没有了。为什么会有这样的效果呢？

原来黑色是阴暗的象征，代表着令人讨厌和忌讳的东西，如死亡。世界各国存在着很多有关于黑色的传说。在西方，女巫的衣服是黑色的；邪恶的魔术被称为"黑魔术"；黑猫被认为是不吉利的动物而遭人讨厌，尽管没有做过什么坏事；在中国的五行说中，北方是一片不毛之地，所以用黑色来代表北。

由此可见，颜色会对人的心理和情绪产生巨大的影响，甚至在某些情况下，颜色还会让人们产生时间错乱感。例如，人们看红色时便会感觉时间比实际要长，但是看蓝色时则相反。曾经有一个与颜色有关的心理实验，科学家找到两名志愿者，让其中一人进入一个以红色为主色调布置的房间，里面有粉红色的壁纸、深红色的地毯等；让另一个人进入一个以蓝色系布置的房间。在不给他们任何计时器的情况下，让他们凭感觉满一小时的时候从房间中走出来。结果，红色系房间的志愿者在 40 分钟左右便从房间中走了出来；而蓝色系房间的志愿者超出规定时间很久都没有出来。

心理调节

办公室墙壁的颜色会对员工的工作风格和工作成绩产生很大影响。如果办公室装修颜色选择不当，那将会比堵车、深夜加班和星期一综合征更影响员工的工作效率。

黄色是办公室的最佳颜色，能令员工精神焕发，集中注意力，进而充满工作斗志，甚至会刺激他们产生更多灵感。

淡蓝色容易令员工感到抑郁并难以全神贯注地投入工作。

如果办公室的装修以红色为主色调，可能会让员工变得敏感易怒。

在灰色办公室工作的员工通常会觉得工作单调、枯燥、乏味。

黑色基调的办公室则可能让员工反应迟钝，容易疲劳。在黑色基调的办公室工作，员工或许不那么好斗，但完成任务的积极性也会显著降低。

紫色虽然有助于员工稳定情绪、减轻压力、发掘创造潜能，但它特有的放松作用会让人在处理问题时变得轻率。因此，专家建议在从事非创造性劳动和使用精密机械的工作场合不使用紫色。

如果工作性质需要员工长时间伏案，则不妨选择绿色作为办公室主色调，因为绿色会令人心境趋于平和，帮助员工平衡血压和眼压并缓解视疲劳等。

附：色彩心理学

白色象征着纯洁、神圣、善良、信任与开放。会让人产生素雅、轻快的感觉。

灰色象征诚恳、沉稳和考究。其中的炭灰、暗灰色，会在无形中散发出智能、成功、强烈权威等讯息；淡灰色则带有哲学家的沉静。

红色象征着热情、性感、权威和自信，是会让人感到热烈、饱满、激动的色彩。红色有时候也会给人以血腥、暴力、妒忌的印象，从而造成心理压力。

粉红色象征温柔、甜美、浪漫。它可以消除并安抚攻击和浮躁的情绪。颜色比粉红色深一点的桃红色则象征着女性化的热情。

橙色富有母爱的热心特质。它给人以亲切、坦率、开朗、健康的感觉。而粉橘色，则是浪漫中带着成熟的色彩，这种颜色容易让人感到安适和放心。

黄色能够刺激大脑中与焦虑有关的区域，具有警告的效果。明黄色象征信心、聪明与希望；淡黄色则代表天真与浪漫。

绿色象征着自由、和平与舒适，它可以安抚、缓解人们的紧张情绪，给人以安全感。黄绿色则给人清新、活力、快乐的感受；而明度较低的草绿、墨绿会给人沉稳、知性的感觉。

蓝色具有使人冷静、凉爽的感觉，它可以抑制过于兴奋的情绪，使人镇静。明亮的蓝色，象征着希望、理想、独立；暗沉的蓝色，则意味着诚实、信赖与权威；淡蓝色可以让人放松；深蓝色，则象征权威、保守与务实。

紫色是代表优雅、浪漫的颜色。淡紫色象征着浪漫，带有高贵、神秘、高不可攀的感觉；而深紫色、艳紫色则显得魅力十足，有点狂野的华丽浪漫。

褐色、棕色则给人以安定、沉静、平和的感觉，能够使他人情绪稳定，产生容易相处的感觉。

黑色象征权威、高雅、低调；也意味着执着、冷漠和防御。同时在特定场合还会让人感到庄严、沮丧和悲伤，会加重人们痛苦和绝望的心情。

十三、改变自私的心态

人生旅途中，每个人都会遇到许许多多的困难和险境。搬走别人脚下的石头，或许可以为自己铺路。我们应该调节自私的心理，实现人生的双赢。

✿ 心灵故事

19岁的朱琳是个很聪明的女孩，就读于某高校大二。但是她有一个缺点——自私。朱琳从小就有些自私，上幼儿园时朱琳与小伙伴一起玩搭积木的游戏，她用手护着身前的积木，谁也不让碰。幼儿园的阿姨好说歹说，她才同意让别的小朋友一起玩，但仍低声嘟囔着，以此表达自己的不满。朱琳很快便把积木搭好了，而其他的小朋友却怎么也搭不好，便向她请教。可她不愿意教别的小朋友，老师也过来劝她，告诉她同学之间应该互相帮助。结果把朱琳说急了，一把将搭好的积木全部推倒然后跑掉了。

朱琳高中毕业上了大学之后，自私的性格不仅没有改变，反而变本加厉了。比如，她习惯小声看电视，便要求别人看电视的时候也不能大声；讨厌酸的味道，就要求室友不能在寝室里吃酸菜。无论什么时候，脸上都挂着一脸的不悦。她上大学一年多了，可因为自私没有交到一个朋友，成了被大家孤立的对象。

在现代社会中，自私是一种比较常见的病态心理现象。自私指的是只关心自己的利益，无视他人的利益和感受。"人之初，性本善"，自私的性格是在一个人的成长过程中逐步形成的。因为家长的溺爱，孩子完全以自我为中心，久而久之便形成了成人后自私自利的性格。自私心理不利于建立良好的人际关系，损害他人利益的同时，也堵塞了自己的发展途径。

在人生旅途中，每个人都会遇到困难和险境。而在前进的道路上，搬开别人脚下的石头，有时恰好就是在为自己铺路。对自私心理进行适当的调节，是每个人的必修课。

👥 心理调节

培养自己的牺牲精神和乐于付出的心态是心理调节的重要一环。想要改正自私的心态，不妨多做一些有利于他人的事情。自私的人可以从在公交车上给他人让座做起，舍己为人是人生道路上不可或缺的一步。多多帮助别人，便可以通过这些行为逐渐纠正自己的自私心理，从他人的感谢与赞许中得到满足和快乐，让自己的心灵得到净化。

✿ 心灵故事

在一场战斗中，敌人的轰炸机向阵地疯狂地投掷炸弹。一名上尉发现一架敌机正向自己这边俯冲而来，通常发现敌机向自己俯冲时最好的做法就是卧倒。可是上尉在准备卧倒的时候，发现不远处一名小战士还站在那里。他顾不上多想，飞身将那名小战士扑倒在地。就在这时，炸弹在他的身边爆炸了，飞溅的泥土纷纷落在他们的身上。轰炸过去后，上尉回头一看，顿时惊呆了，自己刚才所在的位置，已经被炸成了一个大坑。如果上尉没有挺身去救那名小战士的话，就算卧倒在地，也会被炸得粉身碎骨。

救人何尝不是救己，付出何尝不是得到。对于自私的人来说，给予和付出都是让他们感到痛苦的事情，因为他们没有想到自己的给予创造了多少价值，只是想到自己失去了什么。得到可以让人产生满足感，给予也一样可以让自己快乐。因此，想要弥补自私这个缺陷，不妨先从简单的小事开始，试着体会给予的快乐。渐渐地你便会意识到在这个世界上除斤斤计较之外，还有更多的快乐。

👥 心理调节

自我反省。自我反省是指通过自我观察的方式研究自己的心理状态，通过对自己的心态与行为的研究，总结并改正自身的错误。因此，在观察时要有一定的标准，如目前社会的道德规范或社会的榜样等，找出与社会公德或社会榜样之间的差距，从而在自私的行为中找到问题的症结，逐步修正、缩小这些差距。

其实，自私与无私往往只是一墙之隔，只有跨过这面墙才能感受到舍己为人的快乐与充实。自私是人与人之间冰冷的墙，它会隔绝你与他人的交流。"土帮土成墙，人帮人成王"，帮助别人就是在帮助自己。如果你想被他人接受，为自己赢得更加广阔的发展空间，那么就一定要克服自私的心理状态。

十四、做人要大大方方

人际交往中，过分怕羞的人很难充分地表达自己的观念和情感，从而阻碍人与人间的正常沟通，无法同他人深入地交流。因为害怕言行有失，导致承受过重的心理负担，整日陷于自己编织的羞怯陷阱中不能自拔，严重影响了工作和生活的质量。

❀ 心灵故事

小周是一个忠厚老实、工作勤奋、待人诚恳的小伙子，同事和领导对他的印象都不错。但小周有一个缺点，就是人比较腼腆，在人前非常害羞。单位开会的时候，他从来都是躲在角落里，即便领导点名让他发言，他也是连连摆手、支支吾吾。遇到陌生人，小周就浑身不自在，总想躲得远远的。尤其是在女孩子面前，他更是手足无措，紧张得涨红了脸。这个毛病已经严重影响了小周的工作和生活，甚至到了适婚年纪，却连个女朋友都不敢交。

在现实生活中，我们会遇到一些十分害羞的人。他们对自己缺乏信心，不喜欢与他人竞争，不愿意成为众人瞩目的焦点、不善于交际、遇事犹豫不决。但是，容易害羞的人往往又勤于思考，常能站在他人的立场上为别人着想。

当然，我们也会遇到一些开朗的人，他们一方面对自己非常有信心，为人处世很少拘谨，能够抓住那转瞬即逝的机会来展现自己的才能。但另一方面，此类人比较容易冒失行事，与他人起争端，从而得罪或者伤害别人。

因此，害羞和开朗究竟孰优孰劣，不能简单地做结论。但无论怎样，它们都不能超过一个适当的"度"。过度的羞怯会影响正常的人际交往，使人消极保守，容易陷于自我编造的世界中，不利于一个人的社会生活和事业发展，甚至会造成心理障碍。

通常紧张是羞怯的主要表现。从心理感受的角度讲，羞怯的人会强烈地感到自己做错了事或者有什么不得体的地方，而别人一定都看在眼里。此类人会觉得别人都知道该如何听懂别人的话，该怎样应对某种场景，只有自己像傻瓜一样，什么都不知道，对当前的情况不知所措。

有一些人则对自己的形象极为敏感，在与人交往过程中，特别希望能给对方一个好印象。从而导致在与异性交往的过程中，总是显得异常紧张而手足无措。这种情况在一些有形象焦虑的年轻人身上十分常见。

一般羞怯的人会表现出明显的生理症状，如心跳加速、思维混乱、脸红、语无伦次、举止失常等，其中脸红是最常见的外部表现。当人们遇到某位权威人士、暗恋的异性或身处大众面前时，羞怯更容易发生。

许多害羞的人都希望自己能够变得外向、大方一些，以适应开放、竞争激烈的社会生活。然而，许多尝试都失败了，于是羞怯的人认为这种改变总是非常困难的，几乎是不可能的。

实际上，改变并没有想象中那么困难。想要改变自己羞怯的毛病，就需要先弄清楚造成羞怯的原因。一般情况下，羞怯是由先天和后天因素共同影响所致的，其中，后天的教育以及周遭的环境和长期以来的行为习惯是造成羞怯的重要因素。羞怯通常被分为以下三种：

1.气质型羞怯。这种类型的羞怯者属于典型抑郁质的，他们的神经活动比较敏感，对外界的刺激有较高的感受度，但是耐受性较低，偏向待在安静的环境以回避刺激。他们一般说话时低声细语，无论做出什么言行都要思前想后，顾虑重重，遇见陌生人容易脸红，羞于交往。

2. 认识型羞怯。这种类型的羞怯者一般是由不正确的认识引起的。这一类人时常担心别人否定自己，对别人的评价过分在意，生怕自己的言行被别人否定，追求一种自我安全感。因此，当他们面对别人时，便产生过分的自我关注，"我的发型是不是有问题""我的行为是不是合适""我的站姿是不是好看"或者"我给别人留下的印象怎么样"等。

有过类似经历的人一定会发现，自己越是关注哪个部位，哪个部位就越不自在；越是想要给别人留下好的印象，自己的言行举止越是让他人感到不自然。这样就造成了恶性循环，必然会导致人们胆小怕羞。认识型羞怯的人一般在小时候并不怕羞，无论是在众人面前讲话，还是与他人沟通都很自然，但是长大后反而变得胆小怕羞了。

3. 挫折型羞怯。这类人原本并不怕羞，性格多半是开朗的，交往也非常积极主动。因为在生活中遇到过某种挫折，担心类似的挫折再度发生，从而变得胆怯怕羞。根据研究人员的观察，那些在孩提时代并不怕羞的人在进入学校之后，由于学习、身体、家庭背景等方面的原因，受到来自学校和家庭等多方面的压力，以及十分在意别人的看法与评价，久而久之，便形成了羞怯。

还有一部分人是因为童年时家庭的抚养环境造成羞怯的。有些家长不鼓励甚至反对自己的孩子与同年龄的孩子玩耍，或者周围没有同龄的儿童玩伴，这也会在无形中让孩子形成一种内向而羞怯的性格。挫折型羞怯在羞怯人群中占了非常大的比例。

在实际生活中，无论是哪一种类型的羞怯，都会造成难以与人亲密相处，导致人际交往困难。在正常的人际交往中，过分怕羞的人不能充分地表达自己的思想，阻碍了人际间的正常沟通，使自己无法同他人深入地交流。唯恐言行有误，导致羞怯者承担了过重的心理负担，整日陷于自己编织的羞怯陷阱之中，从而影响工作和生活的质量。

心理调节

克服害羞的心理，大大方方地待人接物，不妨从以下几个方面着手改变：

💜 **全面认识自己**。人们的性格是在生活中逐渐形成的，如果你已经形成了羞怯的性格，那么请不要刻意追求外向和奔放的性格。要正确地认识自己，承认自己的"羞怯"是弱项，看清自己的优点和长处，这样才能减少别人关注你时的羞怯感，你与别人的关系才能变得更加友好而亲密。

💜 **待人要真诚、热情**。要想别人喜欢并且乐意与你交往，就必须学会尊重别人，不要给别人一种高高在上、目空一切的印象。不然，尽管主观上想要克服羞怯心理，终究会因为客观上的原因回到羞怯的状态。为人要热情、开朗，只有表现出乐于与他人交往的态度，别人才会与你进行沟通。终日沉默不语、表情凝固，别人便不愿与你搭话。别人愿意与你交谈，前提是自己善于并乐于表达，并让别人在与你交谈的过程中获得乐趣，这样你才能逐步地摆脱羞怯心理的阴影。

💜 **关注他人**。避免羞怯的关键就是要减少过度的自我考虑，多为他人考虑，多思考如何与他人交流。要在日常生活中多留心他人的爱好和行动，只有了解了对方会对怎样的话题感兴趣，才能投其所好，勾起对方与你交流的兴趣。这样别人便会觉得你容易接近，也就容易成为好朋友了。

💜 **培养自信心**。造成羞怯的一个重要原因就是不自信。事实上，自信并非凭空而来，它缘于对自己熟悉领域的高度认知。任何人在讨论自己熟悉的内容时都会比谈论自己完全陌生的话题更有自信。社交场合尽量选择自己熟悉的话题，避免与别人讨论自己不了解的问题，这样不但可以在讨论时避免自己犯下低级的错误，还会让你在特定的领域与他人顺畅沟通。

十五、一周心情计划表

周一的心态要充满活力且富有建设性；周二要主打淡泊牌；周三要以快乐为主格调；周四要注意整理心情；周五发现今天是个好日子。

星期一

1. 心情：经过了两天的休息后，在星期一早上，要么比平时醒得更早一些，要么感觉比平时更困一些。当你换好衣服出门等车的时候，发现公交车许久都没有来一辆，好不容易来了一辆，还因为你势单力薄没能挤上去。你只能等下一辆不知道多久才能来的公交车。

刚刚走进办公室，同事便告诉你，老板正在找你，说你上星期做的策划还不够完善，需要做些修改和补充。于是你的心情，在经过了一连串的折腾之后，开始变得恶劣起来，回到座位，打开那个让你觉得倒霉透顶的策划，久久无法进入工作状态。

2. 应有的心态：在休息的两天里你做了什么，想了什么都不重要。你需要用建设性的思维来对待这一周的第一个工作日。要注意正确区分工作与休憩的界限，避免自己沉溺于无谓的情绪之中。你可以在星期一早上出门之前告诉自己：还有新的工作正在等着我去完成，我应该收起昨天的心情，从现在开始调整心态，迎接各种挑战。

不要认为别人会因为你与工作毫无关系的个人感受而姑息、宽待你，更不要指望别人会为此而原谅你的延误或过失。你应该成为一个具备独立人格的员工，你的岗位不应该是别人可以轻易取代的。所以周一心情的主格调应该是"充满活力且富有建设性"。

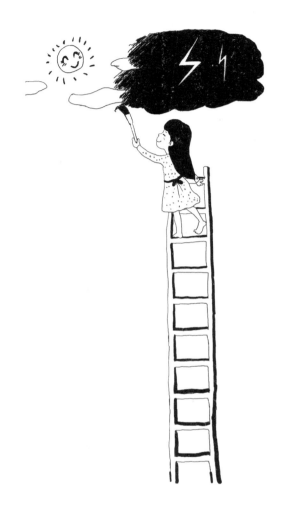

星期二

1. 心情：相信对于大部分人而言，这一天的心情会相对复杂一些，处于一种"剪不断，理还乱，干脆不剪也不理"的状态。

2. 应有的心态：在星期二的晚上，除非是加班，不然你的朋友基本上都会待在家里。如果这时你想请他们出来玩，恐怕会碰个软钉子。假如你不死心，一定要刨根问底的话，他们多半会这样说："也没什么事情，就是不想动，改天吧！"

人们刚刚挨过紧张、忙乱的星期一，许多事情都还缺乏一个清晰的脉络，谁都无法确定计划是否周详，与实施方案的偏差是否会超出常规，其间会不会发生意外的变化，结果是否在预料之中？一连串的未知数在有意无意地困扰着你。因此，星期二心情的主格调应该是"淡泊"。

星期三

星期三正好处于工作日中最中间的一天。这一天你一定要让自己保持快乐、积极向上的心情。即便你是一个对自己非常挑剔又非常理智的人，也要给自己一点儿表扬和鼓励。凡事往好处看，是营造好心情的关键。所以，星期三的主格调应该是"快乐"。

星期四

1. 心情：在经过了三天的工作后，无论环境还是心态都会呈现出不同程度的杂乱。具体表现为莫名其妙的烦躁，但又不得不耐着性子去完成一整天的工作。回到家里，这种心情仍然没有得到改变，看到几天没有收拾的屋子，心情也跟着灰暗起来。环境中的灰尘是一点一点慢慢聚集起来的，同样，不好的心情也会堆积。工作的某个环节出了差错，但是责任并不在你，领导却将你狠狠训斥了一顿，让你有口难辩。这些心理因素都会造成心情"积灰"，导致不良的情绪反应。

2. 应有的心态：想让自己的房间保持干净，就需要定期对房间进行清扫。心理减负也是一样，你首先要做的就是认清矛盾的根源，并且逐一进行分析和归类，这样才能让你做出正确的判断。所以，星期四心情的主格调应该是"整理心情"。

星期五

1. 心情：从早上一起床便在想，今天下班后自己就有大把的时间可以用来玩耍了。于是你开始觉得这个白天过得如此漫长，当"漫长"的一天过去了，而工作也没有完成多少。

2. 应有的心态：周末的办事效率会比往常更高一些，因为周五下班后，意味着"漫长"的双休日开始了，于是你的心情也会随之欢快。你可以留意那些在平时看来让你头痛、棘手的事情，在这一天里却比较容易完成。所以，星期五心情的主格调应该是"今天什么都可以非常美好"。

处于事业拼搏期的你一定要记住：好的心理状态才能带来好的工作状态。只有调整好自己的心态，才能以更高的效率完成工作和学习，让我们踏上通往成功的道路。

十六、不要依赖别人

你发现自己无法独立完成一件工作，哪怕这个工作很简单；遇到问题时你的第一反应总是寻求他人的帮助，征求别人的意见；明知某件事的影响很坏，可就是没法放弃，总是在重蹈覆辙。如果这些表现在你身上都存在，那么说明，你已经在依赖的边沿徘徊了。

✿ 心灵故事

相信大家对史蒂芬·霍金这个名字不会陌生。他被称为"另一个爱因斯坦"，是当代最重要的广义相对论和宇宙论物理学家。然而，霍金在40年前便患上了"卢伽雷氏症"，也就是"渐冻症"，但是他身残志坚克服了种种困难，成了国际物理学界的超新星。

霍金的魅力不只因为他是一个物理天才，更因为他是一个令人折服的生活强者，是一个"敢于向命运挑战的人"。因为患有肌肉萎缩性侧索硬化症，他几乎全身瘫痪，但仍在1988年出版了《时间简史》，这本著作至今已出售千万册，是全球最畅销的科普著作之一。

从古至今，人们对成功秘诀的表述数不胜数，但是事实上成功并没有什么秘诀可言，古今中外的成功者所共同具备的特质无非就是坚强的意志。每个人都渴望能够功成名就，但是只有渴求成功并且有坚强意志的人才有可能登上人生的巅峰。那些意志薄弱的人，失败和平庸是他们唯一的结果。

人类拥有的意志是一种无法破解的神秘力量。意志作为人类的一种思维，许多人对它的原理、功能、积极性作用以及局限性的看法不尽相同，但所有人都承认意志在人类的精神领域中占据着重要的地位，是其不可分割的组成部分。在我们每个人的生命之中，意志可以决定我们一生的成败。

但意志有一个天敌，就是人的依赖心理。史蒂芬·霍金之所以取得让世人惊羡的伟大成就，正是因为他不为自身的病痛和残疾所困，没有在逆境面前怨天尤人，不依赖别人，凭借自己顽强的意志在科学的王国里探索和挖掘，终于找到了人生的宝藏。所以，要想锤炼自己的意志，首先要做的就是战胜自己的依赖心理。

依赖心理表现为过分地依赖他人，缺乏自立、自主的能力；意志薄弱、优柔寡断，遇事犹豫不决、瞻前顾后。主要有这样一些特征：

1. 缺乏独立性，对单独进行自己的计划感到没有把握。

2. 难以接受分离。

3. 做出决策前需要得到别人大量的建议，不然无法做出决策。

4. 具有依赖心理的人害怕被别人遗弃，因此就算明知别人错了，也会随声附和。

5. 容易因为受到批评或者没有受到褒奖而受到伤害。

6. 过度容忍他人的错误行为，甚至放弃原则和自尊。

7. 害怕孤独，在独处时会产生不安与无助感。

❀ 心灵故事

施涵是某大学大一的女生，生得乖巧伶俐，从小就是家中的宝贝。家中长辈对她一直就是捧在手中怕摔着，含在嘴里怕化了，实打实的宠爱有加。在外人看起来，施涵应该是一个如同生活在天堂中的幸福女孩，她有着姣好的容貌、家人的宠爱与同学的羡慕。但是，对施涵来说，都有着不为人知的苦恼。就拿住校来说，到初中以后学校要求学生统一离家住校，对一般人而言这并没有什么，但是对施涵来说这无疑是个很大的考验。施涵说："在外面什么事情都不敢一个人做，无论是去教学楼上课，还是吃饭买东西，都要拉上一个同学才行。"

转眼施涵上了大学，在大学中同学都会有自己的爱好和生活，所以她没有办法像上中学那样，做什么事情都拉一个姐妹陪自己。但是施涵说，现在情况好一些了，但是当自己一个人面对人潮从教学楼走回宿舍，或是一个人上选修课、去图书馆的话，心里还是十分不舒服，总是觉得少了点什么一样。

在学校中我们经常可以看到这类依赖心理很强的人，具有较强依赖性的学生喜欢结交独立性强的同学，这是因为他们希望在那些独立的同学那里找到依靠。具有过度依赖心理的人，在学习上，希望能够得到老师更多的指导，否则他们便会像没电的玩具一样，停在原地不知所措。在家里，他们习惯一切都按照父母的意思去做，甚至连穿衣打扮都没有自己的主见，总是询问别人的意见。

依赖心理过强的人在独立时，连常人感觉非常正常、普通的事情，他们都会感到很吃力。无论在生活上还是工作上，内心都会缺乏安全感，常常显得不知所措。若是无法及时排解，便会很容易产生焦虑和抑郁的情绪反应，影响自身的健康。

具有过度依赖心理的人在日常生活中很难单独进行活动和完成自己的计划，他们总是等待他人为自己做出决策或指明方向。依赖心理是一种消极心理，它影响个人独立人格的完善，会让人失去主动性、积极性和创造力。

依赖不仅会让人失去责任感，造成人格上的缺陷，还会让人失去独立生活的能力与精神，贪图享受，只想着过不劳而获的生活。它让人们无法适应快节奏、高压力的现代生活。又因为缺乏责任感和容易受他人影响，极易走上违法犯罪的道路，危害社会和他人。

依赖他人就等于放弃了对自己的掌控权，而依赖者本人往往没有办法发现这个问题。具有过度依赖心理的人容易失去自我，无法形成自己的独立人格，在遇到问题时往往无法独立思考，容易产生从众心理。心理学家经过研究发现，具有过度依赖心理的人往往表现出没有主见，将自己置身于从属位置的特点。这类人缺乏自信，总是认为独立很难，因此在遇到事情时优柔寡断，常常祈求他人的帮助，希望他人能够帮助自己拿主意。

冰冻三尺非一日之寒，依赖心理的形成也不是一天两天的事，它是一个长期积累，多种因素相互作用的结果。大致来说，依赖心理的产生主要有两个方面的原因：一是由于教育不当引起的心理依赖，二是由自卑心理衍生出来的心理依赖。要克服依赖心理，也并非一朝一夕能够解决的，需要长时间的坚持和努力。

心理调节

必须承认依赖。有过度依赖心理的人难以把握自己，不知道怎样才是正常的状态。如果发现自己无法独立完成一件工作，哪怕只是一件很简单的事情；征求别人意见成为自己遇到问题时想要做的第一件事；明知某件事的影响很坏，可就是没法放弃，但总是在重蹈覆辙。如果你符合上面的任何一条，就说明你已经在依赖心理的边缘徘徊了。如果你能够认识并且承认自己有依赖的倾向，便可以找到解决的办法。

培养忍受孤独的能力。当自己一个人独处的时候，告诉自己独处并不代表孤独。有依赖心理的人需要学会享受一个人的时光。一个人独处有时候能够剔除外界的干扰因素，帮助你更客观地认识自己，这是改善依赖心理的关键一步，也是形成自己独立个性必需的条件之一。要及时调整自己的心态，在各种挫折中磨炼自己，勇敢地面对困难和挫折。

学会转移注意力。想要摆脱依赖，最好的方法就是扩大自己的社交圈子，如认识新的朋友，学习新的技能，培养新的爱好等。长久地将自己的兴趣固定在某一种事务上，并不利于摆脱依赖心理，要想出更多获得安全感的方法。同时要增强自己的自信心，有依赖心理的人通常缺乏自信，这往往与童年时期的教育有关。比如，父母、朋友经常会说"你什么也不会做啊，真笨""瞧你笨的，还是我来帮你吧"等。这些话听得多了，孩子就会从心底认可这些话，觉得自己不行，或者自己不做也会有人帮自己来完成，从而形成依赖心理。面对这些话，首先要有正确的心态，然后逐渐培养和增强自己的自信心。

💜**培养独立人格。**歌德曾说过："谁若不能主宰自己，谁就永远是一个奴隶。"每个人都有需要别人帮助的时候，但是在接受他人帮助的时候也要发挥自己的主观能动性。一个需要让别人安排他的饮食起居的正常人，很难想象他会有大作为。

🤍**不要苛责自己。**产生依赖心理的人，有时对自己会非常苛刻，他们希望自己能变得更加坚强和独立，但是过度的自我控制有时反而会适得其反，稍不注意便会越陷越深。如果在做一件事情时失败了，不要过分地责怪自己，更不要强迫自己，要学会安慰自己。因为摆脱依赖是需要时间的，并非一朝一夕之功。

💜**及时寻求心理医生的帮助。**想从依赖心理中解脱出来，可能单靠自己一个人的力量是不够的。在摆脱依赖心理的过程中，新的压力也会产生。及时向心理医生寻求帮助，医生会从谈话中发现自己从未察觉到的一些情况，并有针对性地给出指导。

虽然意志是与生俱来的，可是这并不代表它是一成不变的。坚强的意志可以成为我们生活的支柱，而薄弱的意志则会成为我们前进的绊脚石。"成功与失败最终将取决于意志的较量。"因此磨炼自己的意志吧，坚强的意志将支撑你登上人生的巅峰。

十七、你有强迫行为吗？

做事要顺其自然，当一件事情做好以后，便不再去想它。经过一段时间的强化训练，强迫行为就会慢慢被纠正。

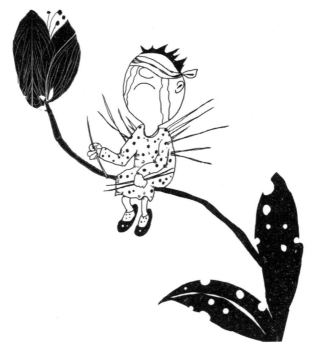

🌼 心灵故事

35 岁的周新阳是某机关的干部，患强迫症多年。周新阳的强迫症属于后天产生的，15 岁的时候由于一次意外导致了骨折，此后，他渐渐患上了强迫症。最初做广播体操的时候，他会因为手臂无法伸直而感到不好意思。那个时候，因为没有良好的心理疏导，以至于后来发展到一听到广播体操的喇叭响他便会感到不安，到最后他只要一听到大喇叭响便会心烦气躁，只有把大喇叭关掉才能恢复如常。

如果周新阳强迫自己继续待在这样的环境下，便会引发许多生理上的症状，如心跳加快、头痛等，为此周新阳非常苦恼。他也想过许多办法克服这个毛病，如不去想或者去看大喇叭等，但是终究还是无法根除脑子里的这种念头。虽然周新阳自己也认为这种想法十分可笑且没有任何实际的意义，但就是克服不了这个毛病。

强迫症是以强迫观念和强迫行为为主要表现的一种精神疾病。患者明知强迫症状的持续存在毫无意义且不合理，却不能克制它的反复出现，越是试图努力抵制，反而越是感到紧张和痛苦。而引发此病的直接原因往往是强烈的刺激或持续而激烈的情绪体验。

在强迫思维刚萌发的时候应该及早治疗，因为早期症状一般会较快恢复正常。如果强迫症在刚刚出现的时候得不到亲人和朋友的支持和理解，患者便会很容易产生无力感，觉得自己一事无成，不愿与人诉说，进而产生孤独感。随后患者便会远离社会，隔离并且痛恨自己，最后可能脾气变得更加暴躁。如果这种症状没有得到有效治疗的话，随着时间的推移，患者的病情也会越来越严重，同时还会产生许多由强迫症带来的附属心理疾病，如抑郁症等。

有的患者在自我强迫意识、家庭压力、社会压力的作用下可能会做出后果非常严重的发泄行为，如自杀或者伤害他人。因为强迫症的强迫意识达到一定程度时，患者会认为死亡才是唯一可以让自己解脱的方式。

一般人偶尔也会萌生强迫观念，但是并不会持续。造成强迫症的诱因中，常见的有：第一，生活环境和工作环境的变更，导致自身责任加重；第二，处境困难，担心意外的焦虑感；第三，因为怀孕或者分娩等因素造成的紧张；第四，受到了沉重的打击，如亲人的去世等。由于以上因素的影响，强迫症患者变得谨小慎微，在需要做决定的时候反复思考、犹豫不决。

"爱"也会变成强迫症的诱因。例如，有些家长为了保护孩子不让外面的细菌沾染到孩子身上，每次回家都会对其全身清洁一遍，有的人甚至连钱都要用消毒水泡过才肯罢休。这种强迫症的患者对脏的东西有很深的联想，对家人的保护也达到了极度紧张的程度。但是这种强迫心理往往无法得到家人的理解，他们会认为这样的行为是没有必要甚至是可笑的。

行为习惯也会诱发强迫症，如在一个医生家庭，如果父母对孩子的卫生过分地注意，极易使孩子形成"洁癖"，产生强迫性洗手等类似行为。

没有完善感、缺少安全感以及缺乏确定感是强迫症患者的基本表现，在这三者中只要有一个非常突出，就基本可以断定有典型的强迫人格。强迫症患者一般具有以下特点：主观任性、急躁、好强、自制力差或胆小怕事，缺乏自信，生活习惯比较呆板，喜欢过于仔细地考虑问题。

有的强迫症患者缺乏幽默感，过于理性，对他人的要求非常高，同时也容易怀疑和否定自己。一般是受"完美主义"的影响，完美主义是一种人格的特质，是凡事都要追求尽善尽美的极致表现。完美主义是一把"双刃剑"，它可以是一种让人不断奋斗的动力，但也可能成为一个沉重的包袱。当"完美主义"的弊端显现出来的时候，不仅会让本人觉得痛苦，也会影响到身边的人。比如，一个具有完美主义性格的领导，可能也会对下属抱有同样的期待，于是办公室中的气氛便会变得紧张。

强迫症的表现，既可能是以单一症状出现，也可能是不同的症状同时出现。并且，随着时间的推移，症状的内容可能还会不断改变。强迫症主要分为强迫观念、强迫行为和强迫意向。

强迫观念是指某种联想、疑虑或回忆不断地反复出现，其中包括：

1. 强迫疑虑。患者经常会对自己的行动是否正确，产生不必要的疑虑。如出门后总是在想自己是否已经将门窗关好，并且非得回去检查几遍，不然便会焦虑不安。

2. 强迫联想。这类患者明知不会发生不幸事件，却不能控制地反复联想，导致情绪紧张和恐惧。

3. 强迫回忆。患者会让自己一遍又一遍，强迫性地回忆曾经做过的无关紧要的小事情，明知没有意义却无法停止。

4.强迫性穷思竭虑。对日常生活中常见的事物进行反复思考，患者虽然感到没有意义但却难以控制。例如，人为什么需要呼吸；火为什么是灼热的等。

强迫行为是指患者有强迫动作，具体包括：

1.强迫洗涤。因为怕不干净而进行反复的洗涤，但心中仍然摆脱不了"不干净"的感觉。

2.强迫计数。表现为不可控制地算走过的距离，数楼梯阶数等，若是中途漏掉或者忘了便要从头开始。

3.强迫检查。这种情况通常与强迫疑虑同时出现，患者会对已经做好的事情不断地进行检查。

强迫意向是指在某种特殊场合下，患者会出现相反的意愿。例如，需要上台演讲，却总是在脑海中浮现出逃走的想法。

心理调节

如果患了强迫症，就要勇敢地承认它，不能回避。只有这样才能一步步地从强迫症的阴霾中走出来。到底应该怎样克服强迫症呢？下面有几个简单而有效的办法：

💜**顺其自然**。做事要顺其自然，当一件事情已经做好以后便不再去想它。例如，刚刚出门就开始担心门是不是没锁好，这时就想那就不锁好了；再如，衣服沾上了脏东西，心里就想让它不干净吧，与自己无任何关系。经过一段时间的努力，由强迫带来的焦虑情绪和症状便会慢慢缓解、消除。

💜**分散注意力**。在日常生活中密切地关注自己的行为，当发现自己有实施强迫行为的趋向时，便转移、分散自己的注意力，强迫自己接受目前的状态。其间可以去做一些其他的事情，如看电影、玩游戏等需要注意力高度集中又无法中途停止的事情，从而培养新的兴奋去抑制病态的兴奋。

💜**药物辅助治疗**。如果强迫症状十分严重，通过单纯的心理指导和治疗无法痊愈的话，还可以借助一些药物辅助治疗。例如，可以在医师的指导下服用三环类抗抑郁剂及单胺氧化酶抑制剂等。

十八、给自己打打气

《哈利·波特》的作者罗琳落魄的时候，一直有一个支撑她生存下去的幻想——她设想自己在一个商店里，把自己的名片递给任何一个人，他们就会告诉她，她写的是他们最喜欢的书。正是这种奇妙的景象给了她勇气和动力，使她能够写出世界超级畅销书《哈利·波特》，从而跻身亿万富翁的行列。

✿ 心灵故事

华人成功学家陈安之 12 岁的时候随亲戚到了美国。他一边工作一边读书，先后做过 18 份工作，卖过菜刀，卖过汽车，当过餐厅服务员……直到他 20 岁的时候，陈安之的存款还是零。

一天，陈安之去参观车展，一辆奔驰 S600 令他艳美不已。他站在车子旁边，让太太给自己拍了一张照片，并把这张照片钉在了墙上。

后来，陈安之的事业不断走向成功。当他的助理向他讨教成功的经验时，陈安之告诉助理："你想要成功的话，就给自己贴个梦想板。"说着，他从一个牛皮纸袋里拿出那张自己和奔驰 S600 的合影，照片上还留有被钉过的小孔。"以前一直觉得它实在太贵，自己买不起，后来就把它钉在梦想板上，天天看，并朝着这个目标奋斗，最终梦想实现了。"

陈安之总是把自己的梦想贴在梦想板上然后挂在自己的房间里，实现一个梦想，就收起一块梦想板，放到抽屉里。从小梦想到大梦想，最后他的梦想基本都实现了。现在的他已身家数亿，他的著作、录音、课程内容都被人疯狂地收藏。

这种成功画面就是人们常说的"愿景"，它代表了你希望获得的成就、地位、财富和生活方式。这些逼真的成功画面能够让你从内心深处发出这样的声音——"这就是我想要的！"它将给你带来火热的激情和强大的动力，让你全身心地投入实现愿景的活动中。

从心理学的角度说，生动的形象有更强的心理暗示和激励作用，它可以不断强化人的信念以调动人的潜能，全力以赴地实现心目中描绘的目标。有人将愿景比作"建筑效果图"，人们可以在它的指引下设计和构筑自己的人生。

但要准确地描绘出自己的愿景，也不是一件容易的事。有的愿景是你明确意识到并一直在追求的；有的愿景则是存在于你的潜意识中，察觉不到的；还有一些愿景是从你日后的人生经历中逐步孕育出来的。所以，愿景和整个人生规划一样，都需要在生活中不断地修正和完善，才能真正成为能够有效地指引和激励你的成功画面。

❁ 心灵故事

《哈利·波特》的作者罗琳曾经生活非常潦倒，不得不靠救济金度日，连咖啡都喝不起。但她讲一个好故事和成为职业作家的愿望从没减弱过，这是她的理想。她设想自己在一个商店里，把自己的名片递给任何一个人，他们就会告诉她，她写的是他们最喜欢的书。正是这种奇妙的愿景支撑着她坚持下去，最后写出了世界超级畅销书，同时跻身亿万富豪的行列。

❁ 心理调节

愿景可以让我们越清楚真正向往的是什么，并且将这种向往显现出来。

首先，想好一个对自己很重要的目标，用一个句子把它写下来，它既可以是大范围的，也可以是小范围的。然后去描述当目标完全实现后，自己的愿景的准确样子，并且用现在时尽量详细地描述，就好像它早已存在一样。完成后再加上其他我们所希望实现的愿景，最后签上自己的名字后静坐、放松，想象自己的理想境界，做自我肯定。

把自己的理想境界记在笔记本上或者挂在墙上，目的是可以经常读一读。而每当我们放松时，就能让它显现在我们的头脑之中。

描述理想境界的意义是，当我们某一天把从前的描述翻出来时，会突然发现，它们已经在不知不觉间奇迹般地在生活中发生了，而我们竟然没有意识到。

描述理想境界可以说是给自己订立了一个远大的目标。但是在实际操作中，我们时常会遇到许多具体的问题，这时使用"镜子训练法"将是一个不错的选择。

"镜子训练法"是美国心理学家布里斯托总结而成的，这是一种简单有效并且可以使你充满信心、强化激情的方法。需要一个应该使你能够看到身体的上半部分的镜子。首先让自己笔直地挺立，昂首、收腹、后脚跟靠拢，就好像立正的姿势一样。在站好后做三四次深呼吸，直到对自己的能力和决心有了感觉后，凝视眼睛深处，同时大声地告诉自己想要得到的东西的名字。要清楚地看见嘴唇的动作，听清自己所说的话。

镜子训练要成为一种固定的仪式，每天至少早晚各一次。你还可以增加一些内容，例如，用肥皂将喜爱的格言写在镜子上，只要它们的确代表你曾经的理想并且你希望将其实现即可。要不了几天，你的自信便会得到增强，而它的建立却是来源于自己的内心深处，而非其他的外界力量的介入。

当你准备去访问一个极其固执或者让你感到畏惧的人时，可以运用这个方法来训练自己，直到你相信你能够不再畏惧这个人为止。如果你需要上台演讲，那么在上台的前一天对着镜子练习并加上一些手势，它会让你的观众更加容易接受你的观点。

当你在镜子前站好的时候，反复告诉自己："我是可以获得成功的，这个世界上没有什么可以阻止我。"在你刚刚学习这个技巧的时候，把它告诉别人并不是一个明智的选择，因为他们可能会讥笑你，使你的信心发生动摇。

人们常说眼睛是心灵的窗户，事实上也确实如此。眼睛可以表达你的内心世界。你会发现，一旦开始实践镜子训练，眼睛便会产生一种你从未具备过的力量，你会拥有一种锐利的目光，让别人认为你在窥探他们的灵魂。就是说，眼睛会把你的信念真切地表达出来。这样的目光，会让你得到强者的赞赏。哲学家爱默生曾经说过："每个人的等级身份都确切地包含在他的眼睛里。"人的眼睛不仅是观察世界的工具，更是反映我们内心的窗户，从一个人的眼神中可以看出他所在的社会位置。要改变自卑的心理，首先就要从训练自己的眼神做起，让它充满信心，而这一切可以通过镜子训练来帮我们实现。

镜子训练并不限于提升你的自信，在许多方面都可以运用，而且很多实践经验表明，它能够取得令人十分满意的效果。例如，你的走路姿势不好看，你便可以在大镜子前练习。镜子可以如实地反映别人眼中的你走路的样子。经过一段时间的训练，别人会惊奇地发现你的走路姿势已经非常漂亮了。

如果想要将自己塑造成为符合大众审美标准的人，那么没有比对着镜子训练更有效的做法了。不要掺杂虚荣和造作，要把自己塑造为你向往的那类人。历史上很多杰出的人，都是利用镜子训练来提高自己在人们中的影响力。同样你也可以利用它来为自己的特定目标服务。

有了可以将自己描绘的理想境界落实到点上的"镜子训练法"，我们所需要做的就是努力和坚持，只要能做到方法与落实并行，就一定可以在通往成功的康庄大道上前行。

十九、面对挫折，永不放弃

丘吉尔一生中最后也是最精彩的一次演讲，是在剑桥大学的一次毕业典礼上，当时整个会场有上万名学生等候着他的出现，他在助手的陪同下安静地走进了会场，慢慢地走上讲台。他默默地注视着台下的听众，过了整整一分钟，丘吉尔终于说了句"永不放弃！"之后，便走下了讲台，离开了会场。一分钟后，掌声雷动。

✽ 心灵故事

科学家做过这样一个实验，用玻璃板将一个水箱隔成两半，然后分别把一条鲮鱼和一条鲦鱼放在玻璃板的两侧。在开始时，鲮鱼飞快地向鲦鱼游去想要吃掉它，可是每次都会撞在玻璃隔板上。没过多久鲮鱼便放弃了努力，不再向鲦鱼游去。有趣的是，当科学家将玻璃板抽掉后，鲮鱼仍不冲向水箱的另一边，不再尝试去吃鲦鱼了。在实验的过程中，鲮鱼失去了吃掉鲦鱼的信心，放弃了已经可以达到目的的努力。

跳蚤跳起的高度在其身高的 100 倍以上，堪称世界上跳得最高的生物。科学家用跳蚤做过一个类似的实验，他们将一只跳蚤放在桌上，只要一拍桌子，跳蚤便会跳起。然后科学家们在跳蚤的头上罩一个玻璃罩，再拍桌子让它跳起，这一次跳蚤碰到了玻璃罩。在连续多次的起跳后，跳蚤便改变了起跳的高度以适应环境，每次跳跃的高度都保持在罩顶以下的高度。接下来，科学家们逐渐改变玻璃罩的高度，而跳蚤在每次碰壁后都会主动改变起跳的高度。最后，当玻璃罩接近桌面时，这只跳蚤已无法再跳了。这时科学家将玻璃罩打开，再拍桌子，跳蚤仍然不会跳，它已经失去了跳跃的能力。

跳蚤并非真正丧失了跳跃的能力，而是在一次次的挫折下习惯、麻木了。最可悲的是，当它头顶的玻璃罩已经不存在时，它却连"再试一次"的勇气都没有了。玻璃罩已经深深地印在了它的潜意识中，潜意识告诉它上面有障碍不能跳。所以，尽管它并没有失去跳跃的能力，可是却已经失去了跳跃的信心。由此可见，行动的欲望和潜能在许多情况下是被自己扼杀的。

现实生活中，许多人因为遭受了太多的批评、打击和挫折，导致奋发向上的热情和欲望被自我压制了，使自己失去了信心和勇气，逐渐养成了懦弱、犹疑、狭隘、自卑、孤僻、害怕承担责任、不思进取、不敢拼搏的精神状态。在失败后，如果什么都不做，而是将自己一直困在挫败感的阴影中，那将是非常可悲的。

丘吉尔一生最后，也是最精彩的一次演讲，是在剑桥大学的一次毕业典礼上。当时整个会场有上万名学生正在翘首以盼着丘吉尔的出现。这个时候，丘吉尔在他的随从陪同下走进了会场，看到热情的人群，他并没有过多的行为表示。只是慢慢地走上讲台，再默默地注视着所有的听众整整一分钟之后，丘吉尔终于说了一句话："永不放弃！"在说完这四个字之后，他便匆匆离开了会场。一分钟后，会场里掌声雷动。

面对挫折，心灵总有不堪重负的时候。这时，往往任何开导和宣泄都无济于事。但是，只要我们能够坚强地挺过去，随着时间的不断流逝，痛苦也将一点点地被冲淡，心情也会逐渐归于平静。

❀ 心灵故事

白岩松在大学毕业后，被分配到《中国广播报》当记者。1993年中央电视台推出《东方时空》栏目，白岩松去做兼职策划。制片人见他思维敏捷、语言犀利，便让他试试做主持人。于是，白岩松从《中国广播报》借调到中央电视台。但白岩松并不是学播音出身，经常发音不准读错字。当时台里规定主持人念错一个字罚50元。有一个月，白岩松被罚光了工资，还倒欠栏目组几十块钱。

由于白岩松是借调过来的，如果不能胜任就要被退回去。所以他的心理压力非常大，曾经连续四五个月，他连一分钟都睡不着，甚至天天琢磨着自杀。那段时间白岩松不愿意说话，和妻子也只用笔交流。在得知白岩松的困惑后，善解人意的妻子朱宏钧鼓励丈夫："坚持下来，我全心全意支持你！"

为了让丈夫尽快进入角色，朱宏钧每天都督促丈夫练习普通话。她从字典里把一些生僻的字和多音字挑出来，注上拼音，让白岩松反复朗读，还让他在嘴里含块石头练习绕口令。从低谷中走出来的过程是漫长的，白岩松用了两年的时间，由睡一个小时到两个小时再到三个小时……慢慢地才把心态调整过来。"现在回头看，那是我特别重要的一次成长。那段经历让我突然看淡了很多事。"早已走出困境的白岩松这样评价那段经历。

终于，白岩松练出了一口流利的普通话，加上机敏的思维和语言犀利的天赋，他终于在栏目组站稳了脚跟。两年后，白岩松获得了"金话筒奖"，也正式调入了中央电视台。

蝴蝶在蜕变之前，一定要在黑暗的茧壳中艰难地挣扎。这整个过程中充满了无助和痛苦，哪怕稍微丧失一点点勇气，就会在茧壳中窒息。只有坚持下去，才有机会展开双翅，在阳光里翩翩起舞。当心理压力非常大的时期，往往就是一个人重要的成长期。当我们从阴影中走出来的时候，心境便会更加澄澈，从而能更加成熟地驾驭自我和人生。

图书在版编目（CIP）数据

无师自通心理调节/磨剑著. — 4 版. —北京：
中国法制出版社，2019.4
　ISBN 978 - 7 - 5216 - 0035 - 3

　Ⅰ.①无⋯　Ⅱ.①磨⋯　Ⅲ.①心理调节 - 通俗
读物　Ⅳ.①R395.6 - 49

中国版本图书馆 CIP 数据核字（2019）第 033924 号

策划编辑/责任编辑：陈晓冉　　　　　　　　　　封面设计：汪要军

无师自通心理调节
WUSHI – ZITONG XINLI TIAOJIE

著者/磨剑
经销/新华书店
印刷/三河市国英印务有限公司
开本/710 毫米×1000 毫米　16 开　　　印张/11.5　字数/108 千
版次/2019 年 4 月第 4 版　　　　　　　　2019 年 4 月第 1 次印刷

中国法制出版社出版
书号 ISBN 978 - 7 - 5216 - 0035 - 3　　　　　　　　定价：32.80 元
北京西单横二条 2 号　　　　　　　　　　值班电话：010 - 66026508
邮政编码 100031　　　　　　　　　　　　　传真：010 - 66031119
网址：http://www.zgfzs.com　　　　　　**编辑部电话：010 - 66054911**
市场营销部电话：010 - 66033393　　　　　**邮购部电话：010 - 66033288**

（如有印装质量问题，请与本社印务部联系调换。电话：010 - 66032926）